子宫颈癌
综合防控指南

GUIDELINE FOR COMPREHENSIVE
PREVENTION AND CONTROL OF
CERVICAL CANCER

（第**2**版）

主编　王临虹　赵更力

中华预防医学会妇女保健分会
中国妇幼健康研究会宫颈癌防控研究专业委员会
组织编写

U0283592

人民卫生出版社
·北 京·

图书在版编目（CIP）数据

子宫颈癌综合防控指南 / 王临虹，赵更力主编. —
2 版. —北京：人民卫生出版社，2023.6（2023.9重印）

ISBN 978-7-117-34858-4

Ⅰ. ①子… Ⅱ. ①王… ②赵… Ⅲ. ①子宫颈疾病－
癌－防治－指南 Ⅳ. ①R737.33-62

中国国家版本馆 CIP 数据核字（2023）第 096359 号

人卫智网	www.ipmph.com	医学教育、学术、考试、健康，购书智慧智能综合服务平台
人卫官网	www.pmph.com	人卫官方资讯发布平台

子宫颈癌综合防控指南

Zigongjing'ai Zonghe Fangkong Zhinan

第 2 版

主　　编：王临虹　赵更力
出版发行：人民卫生出版社（中继线 010-59780011）
地　　址：北京市朝阳区潘家园南里 19 号
邮　　编：100021
E － mail：pmph @ pmph.com
购书热线：010-59787592　010-59787584　010-65264830
印　　刷：北京顶佳世纪印刷有限公司
经　　销：新华书店
开　　本：710×1000　1/16　　印张：8
字　　数：144 千字
版　　次：2017 年 7 月第 1 版　　2023 年 6 月第 2 版
印　　次：2023 年 9 月第 5 次印刷
标准书号：ISBN 978-7-117-34858-4
定　　价：49.00 元
打击盗版举报电话：010-59787491　E-mail：WQ @ pmph.com
质量问题联系电话：010-59787234　E-mail：zhiliang @ pmph.com
数字融合服务电话：4001118166　　E-mail：zengzhi @ pmph.com

编写委员会

顾　问　宋　莉　张伶俐

主　审　魏丽惠　乔友林

主　编　王临虹　赵更力

编　委　（按姓氏笔画排序）

王华庆　中国疾病预防控制中心免疫规划中心
王临虹　中国疾病预防控制中心
王新宇　浙江大学医学院附属第一医院
尤志学　江苏省人民医院
毕　蕙　北京大学第一医院
乔友林　中国医学科学院肿瘤医院
李　燕　中国疾病预防控制中心免疫规划中心
吴久玲　中国疾病预防控制中心妇幼保健中心
狄江丽　中国疾病预防控制中心妇幼保健中心
沈丹华　北京大学人民医院
宋　波　中国疾病预防控制中心妇幼保健中心
张　岩　北京大学第一医院
张　询　中国医学科学院肿瘤医院
张小松　北京大学第一医院
陈　飞　中国医学科学院北京协和医院
郑睿敏　中国疾病预防控制中心妇幼保健中心
赵　昀　北京大学人民医院
赵　超　北京大学人民医院
赵方辉　中国医学科学院肿瘤医院

赵更力　北京大学妇儿保健中心

赵艳霞　中国疾病预防控制中心妇幼保健中心

胡尚英　中国医学科学院肿瘤医院

耿　力　北京大学第三医院

徐晓超　国家卫生健康委员会妇幼健康司

隋　龙　复旦大学附属妇产科医院

潘秦镜　中国医学科学院肿瘤医院

戴　月　国家卫生健康委员会妇幼健康司

魏丽惠　北京大学人民医院

主编助理　张小松

子宫颈癌是严重威胁妇女生命的恶性肿瘤之一。据世界卫生组织／国际癌症研究署（World Health Organization/International Agency for Research on Cancer，WHO/IARC）2020 年统计数据显示，子宫颈癌为女性第四大恶性肿瘤，全球新发子宫颈癌病例 60.4 万，死亡 34.2 万，其中 88.1% 的新发病例和 91.4% 的死亡病例发生在中、低收入国家。2020 年中国肿瘤登记年报报告，2016 年子宫颈癌新发病例数达到 11.93 万，死亡病例数达到 3.72 万。虽然经过几十年的综合防控，我国初步建立了妇女常见病防控体系，防治技术不断提高，但子宫颈癌防控仍然面临严重挑战。近 20 年来，我国子宫颈癌发病率和死亡率呈上升趋势，全国东、中、西部地区及城市和农村发病率、死亡率均存在明显差异。子宫颈癌防治作为一个公共卫生问题已引起我国政府的高度重视和关注，自 2009 年起，国家卫生部（现国家卫生健康委员会）和中华全国妇女联合会启动了"农村妇女子宫颈癌检查项目"，并于 2019 年将子宫颈癌筛查纳入"基本卫生公共服务项目"，在妇女保健常规工作中积极推进，对于进一步扩大子宫颈癌人群筛查覆盖面起到了积极的促进作用。目前我国子宫颈癌筛查工作仍然面临经费支持不足，适龄妇女子宫颈癌筛查覆盖人数有限；基层相关专业技术人员缺乏或技能不足以及监督指导体系和信息系统不完善；妇女对子宫颈癌防治知识缺乏，主动筛查意识较低等诸多问题。为了指导和规范我国子宫颈癌防控工作和项目开展，亟需开发国家层面的子宫颈癌综合防控指南。

2017 年在国家卫生和计划生育委员会妇幼健康司指导下，中华预防医学会妇女保健分会组织我国在妇女保健、妇科肿瘤、子宫颈细胞学、病理学、公共卫生领域的知名专家学者和卫生行政管理人员共同编写了《子宫颈癌综合防控指南》。该书自出版以来，已经在全国各级各类医疗保健机构开展子宫颈癌防治工作中得到了广泛应用，至今已历时近 6 年。随着世界卫生组织 2020 年发布《加速消除子宫颈癌的全球战略（2023—2030 年）》和国务院颁发《中国妇女发展纲要（2021—2030 年）》的新要求，以及我国子宫颈癌综合防控体系建设日趋完善，全球 HPV 疫苗使用更新及我国 HPV 国产疫苗的研发和上市，我国子宫颈癌防控相关的指南和专家共识陆续发布，子宫颈癌防治相关内容需要进一步更新。为此，在国家卫生健康委员会妇幼健康司支持下，中华预防医学会妇女保健分会再次组织国内专家更新和撰写了《子宫颈癌综合防控指南》（第 2 版），在原指南基础上，根据国际国内新发布的子宫颈癌相关指南、立场文件、专家共识、HPV 疫苗及子宫颈癌筛查、治疗、管理最新的循证医学研究和实践新进展，对本指南进行了内容更新。

　　本书内容涵盖了子宫颈癌一、二、三级预防，包括子宫颈癌综合防控意义和策略、以人群为基础的子宫颈癌防控管理与实施、健康教育、预防性 HPV 疫苗接种、子宫颈癌筛查方法和流程、子宫颈癌前病变的诊断和处理以及子宫颈浸润癌的处理原则等重点内容，从临床医学、公共卫生和卫生管理三个方面进行了全面阐述。同时，每一章节后附有参考文献，便于读者延伸阅读；另外，本书还附有便于操作和理解的图和表。本书集预防保健与临床服务、专业技术与业务管理为一体的实用工具书，工作流程清晰，服务步骤具体，具有较强的针对性、实用性和实践指导性，不仅对子宫颈癌防治专业技术人员解决实际工作中的问题具有指导意义，同时对各级项目管理人员、从事疫苗预防接种和健康教育的公共卫生专业人员在开展子宫颈癌防治工作中也有较强的指导作用。

　　本书由中华预防医学会妇女保健分会联合中国妇幼健康研究会宫颈癌防控研究专业委员会组织专家编写，参与该书编写的人员均为在妇女保健、妇科肿瘤、病理学、预防医学与卫生管理等方面有着丰富经验的专家学者，在此，向所有参加编写的专家及相关人员的辛勤付出和支持表示衷心的感谢。

　　由于我们在专业理论和技术规范方面的认识和经验有限，本书出版之际，希望广大读者在阅读过程中不吝赐教，欢迎发送邮件至邮箱 renweifuer@pmph.com，或扫描封底二维码，关注"人卫妇产科学"，对我们的工作予以批评指正，以期再版修订时进一步完善，更好地提高本书的质量。

主　编

2023 年 6 月

目　　录

缩略语英中文对照

第一章

背　景

第一节　子宫颈癌的流行病学状况

一、全球子宫颈癌的流行状况

据世界卫生组织 / 国际癌症研究署（World Health Organization/International Agency for Research on Cancer，WHO/IARC）2020 年统计数据显示，子宫颈癌为女性第四大恶性肿瘤，全球新发子宫颈癌病例 60.4 万，死亡 34.2 万，其中 88.1% 的新发病例和 91.4% 的死亡病例发生在中、低收入国家。

2020 年，全球子宫颈癌的世界人口年龄标化（世标）发病率为 13.3/10 万，死亡率为 7.3/10 万。世界各国子宫颈癌的发病率与死亡率地理分布差异很大，不同地区的子宫颈癌发病率相差至少 20 倍。高发病率地区包括非洲东部、西部和南部，低发病率地区包括欧洲西部、北美洲、澳大利亚和新西兰地区以及地中海东部地区。高死亡率地区包括非洲东部、西太平洋波利尼西亚地区、非洲南部和中部地区；低死亡率地区包括西亚、澳大利亚、新西兰、北美洲、北非和欧洲大部分地区。

发病率和死亡率水平与经济发展水平关系密切。高收入、中高收入、中低收入、低收入国家的世标发病率依次是 8.4/10 万、12.8/10 万、16.9/10 万和 23.8/10 万，世标死亡率依次是 2.5/10 万、6.5/10 万、10.6/10 万和 17.4/10 万。

二、中国子宫颈癌的流行现状

子宫颈癌是危害我国女性居民健康和生命的主要恶性肿瘤之一，自 2000 年后我国子宫颈癌发病率和死亡率总体呈上升趋势。据全国肿瘤登记数据，2016 年我国子宫颈癌世标发病率为 11.37/10 万，世标死亡率为 3.39/10 万，新发病例数达到 11.93 万，死亡病例数达到 3.72 万，分别占全部女性肿瘤发病和死亡人数的 6.52% 和 4.21%，位居恶性肿瘤发病和死亡顺位的第 5 位和第 7 位；在

15～44 岁女性人群中发病和死亡均处于第 3 位,在 45～59 岁女性人群中发病和死亡均处于第 4 位。

（一）时间分布

我国 2000—2007 年间子宫颈癌世标发病率以平均每年 16.0% 的速度递增,之后 2007—2016 年间增速减缓,每年的增速为 2.9%,农村地区增速明显大于城市地区,城乡之间差距逐渐缩小;2000—2016 年间世标死亡率也以每年平均 5.4% 的速度升高(图 1-1)。

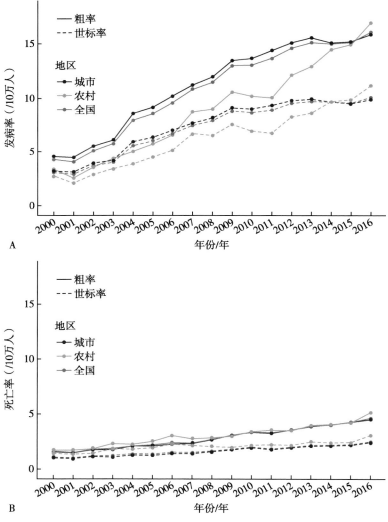

图 1-1　2000—2016 年中国子宫颈癌发病率和死亡率(粗率和世标率)变化

A. 发病率;B. 死亡率。

（二）地理分布

我国子宫颈癌的发病率和死亡率具有明显的地域差异。2016 年中国肿瘤登记数据显示，农村地区的发病率和死亡率均略高于城市地区（世标发病率：11.89/10 万∶10.89/10 万；世标死亡率：3.54/10 万∶3.25/10 万）；中部地区的发病率和死亡率最高（世标发病率和死亡率：13.53/10 万，4.28/10 万），西部地区略低（11.87/10 万，4.00/10 万），东部最低（10.14/10 万，2.67/10 万）。在七大行政区中，华中地区和西北地区发病率和死亡率显著高于全国水平，华北地区和华东地区明显低于全国平均水平。

（三）年龄分布

2016 年中国肿瘤登记数据显示，子宫颈癌年龄别发病率在 20 岁之前处于较低水平，自 20 岁以后开始上升，至 50～54 岁年龄组达高峰，之后逐渐下降。年龄别死亡率在 25 岁之前处于较低水平，25 岁以后随年龄增加逐渐升高，在 80～84 岁组达到高峰。

此外，我国子宫颈癌的发病年龄也呈现年轻化趋势。相关研究显示，对比 2000 年，2014 年间农村地区子宫颈癌世标平均诊断年龄下降 5.18 岁，降幅明显大于城市地区（0.84 岁）；而且 25～34 岁患者比例增大，尤其在农村地区。

近 20 年来，我国子宫颈癌发病率和死亡率呈上升趋势，全国东、中、西部及城市农村发病率、死亡率均存在明显差异。可能主要与以下原因有关：①社会经济快速发展、人口老龄化、性观念和行为的改变，造成子宫颈癌发病风险增高和平均诊断年龄提前；②伴随妇女常见病管理制度逐步完善和加强，机会性或者组织性的子宫颈癌筛查逐渐兴起，肿瘤登记管理制度不断完善，子宫颈癌检出率增加；③我国子宫颈癌综合防控手段尚不完善，妇女健康意识及相关知识缺乏，预防性 HPV 疫苗上市时间相对较晚且接种覆盖率低，适龄人群的子宫颈癌筛查覆盖率不足，特别是基层及农村地区、中西部欠发达地区医疗条件及技术水平有限，子宫颈癌病例未能及时得到有效治疗，发病和死亡情况仍较为严重。因此，提示在未来的几十年里，我国子宫颈癌防治形势严峻，迫切需要采取有效的防控措施加以遏制。

第二节　子宫颈癌的病因和疾病自然史

一、子宫颈癌的病因

（一）人乳头瘤病毒特点

国际上已经明确高危型人乳头瘤病毒（high risk human papilloma virus，

HR-HPV）持续感染是导致子宫颈癌前病变及子宫颈癌的主要病因。2012 年，IARC 将 HPV 分为三组：第一组致癌物（人类致癌物），包括 HPV16、18、31、33、35、39、45、51、52、56、58、59。第二组 A 类致癌物（很可能导致人类癌症的物质），包括 HPV68；第二组 B 类致癌物（可能导致人类癌症的物质），包括 HPV26、30、34、53、66、67、69、70、73、82、85、97。第三组对人类致癌性尚不能确定，包括 HPV6、11 等。WHO/IARC 2012 年已明确的 13 种 HR-HPV 型别包括 HPV16、18、31、33、35、39、45、51、52、56、58、59 和 68。WHO 于 2021 年发布的《子宫颈癌前病变筛查和治疗指南》（第 2 版）提出 HR-HPV 检测应至少包括以下 14 种型别：HPV16、18、31、33、35、39、45、51、52、56、58、59、66 和 68。

我国研究报道女性 HR-HPV 阳性人群发生子宫颈癌前病变 / 子宫颈癌的风险是阴性者的 250 倍，归因危险度高达 95%；HR-HPV 持续感染可有效预测子宫颈上皮内瘤变（cervical intraepithelial neoplasia，CIN）2 级及以上病变（CIN2$^+$）的发生风险，HR-HPV 阳性的妇女发生 CIN2$^+$ 的风险是阴性妇女的 167 倍。

（二）HPV 感染特征

人乳头状瘤病毒（human papilloma virus，HPV）感染主要通过性行为传播，感染率主要取决于人群的年龄和性行为特征。我国年轻的性活跃女性 HPV 感染率最高，感染高峰年龄在 20 岁左右（图 1-2）。有正常性行为的女性一生中感染至少一种型别 HPV 的概率达 80%，绝大多数会在 2 年内自动清除。随年龄增长子宫颈 HPV 感染率明显下降。第二个感染高峰年龄段在 40～45 岁左右，一方面与其本人或配偶及新的性伴侣接触发生感染，另一方面与高年龄段女性

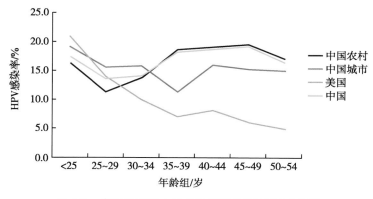

图 1-2　中国及美国女性年龄别高危型 HPV 感染率

免疫功能随年龄增加而下降有关,对新发和既往感染的清除能力下降,从而更容易发生持续感染。有研究显示,年轻女性的 HPV 感染较易清除,而年长女性 HPV 持续感染的风险升高。

我国 9 个省市开展的 17 项以人群为基础的超过 3 万名妇女子宫颈癌筛查研究结果显示,我国女性人群 HR-HPV 世标感染率为 16.8%,农村略高于城市(世标率 16.3% 和 16.0%)。

根据我国以医院为基础的全国多中心研究显示,子宫颈鳞癌患者中 HPV16 型是最常见的型别(76.6%),其次是 HPV18 型(7.9%)、HPV31(3.2%)、HPV52(2.2%)和 HPV58(2.2%)(图 1-3);子宫颈腺癌患者中高危型 HPV 感染率为 74.5%,其中 HPV16、18 型是最常见型别,感染率分别为 35.1% 和 30.6%。可见,HPV16/18 型与大部分子宫颈癌有关,而其他的 HR-HPV 型别如 31、52、58 也在子宫颈病变中起着比较重要的作用。

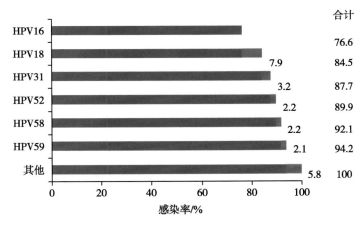

图 1-3　中国子宫颈鳞癌中 HR-HPV 的型别分布

（三）协同危险因素

90% 以上的 HR-HPV 感染者都能够借助自身的免疫系统将 HPV 清除,仅有少数女性不能清除而成为持续感染,进而发展为子宫颈癌前病变甚至子宫颈癌,同时还存在其他内源性和外源性因子(协同因素)促使 HR-HPV 感染持续存在并进展为子宫颈癌。概括来讲,引发子宫颈癌的协同危险因素如下:

1. 生物学因素　包括细菌、病毒和衣原体等各种微生物的感染,如与人类免疫缺陷病毒（human immunodeficiency virus，HIV）病毒、单纯疱疹病毒2（human herpesvirus-2，HSV-2）、沙眼衣原体和淋病奈瑟菌等协同感染。

2. 行为危险因素　包括性生活过早、多性伴、多孕多产、吸烟、长期口服避孕药、营养不良以及保健意识缺乏，不愿意主动接受子宫颈癌筛查等。

在上述协同因素中，行为危险因素是HPV感染的重要影响因素，与经济、文化、宗教习俗等密切相关，针对相应的行为危险因素采取干预措施可以有效降低子宫颈癌的疾病负担。

二、子宫颈癌及癌前病变的发生发展

子宫颈癌是发生在子宫颈阴道部最常见的女性生殖道恶性肿瘤，在进展为浸润癌之前有较长的癌前病变期。2003年第3版WHO女性生殖系统肿瘤分类中将子宫颈上皮内瘤变（CIN）分类为CIN1、CIN2和CIN3。2014年第4版将子宫颈鳞状上皮癌前病变命名为鳞状上皮内病变（squamous intraepithelial lesion，SIL），并且采用低级别鳞状上皮内病变（low-grade squamous intraepithelial lesion，LSIL）和高级别鳞状上皮内病变（high-grade squamous intraepithelial lesion，HSIL）两级分类。2020年第5版将子宫颈癌前病变定义为HSIL和原位腺癌（adenocarcinoma in situ，AIS）。

LSIL包括CIN 1、HPV感染所致的湿疣病变以及以前被命名的轻度非典型增生。HSIL包括CIN 2、CIN3以及以前被命名的中度非典型增生、重度非典型增生和原位癌。按照2019年美国阴道镜及子宫颈病理学会（American Society for Colposcopy and Cervical Pathology，ASCCP）子宫颈癌筛查管理指南以及2020年第5版WHO女性生殖系统肿瘤分类，诊断HSIL时需区分出是CIN2还是CIN3，建议采用以下诊断术语：HSIL/CIN2或是HSIL/CIN3。

HR-HPV引发子宫颈癌的过程主要包括以下3个阶段：①性行为引起HPV感染：大约有50%的年轻女性在开始性行为后的3年内会感染HPV，超过80%的感染可在6～24个月内被机体清除；②大约10%的女性会持续HR-HPV感染，有些将发生轻度细胞学形态异常，如有无明确诊断意义的不典型鳞状细胞（atypical squamous cell of undetermined significance，ASC-US）或LSIL；③大约10% HR-HPV持续感染或CIN1女性将会进展为CIN2/CIN3或子宫颈浸润癌（invasive cervical cancer，ICC）。由HPV感染导致子宫颈癌的时间各有不同，通常从HPV感染进展为子宫颈癌前病变的时间相对较短（～5年），而从子宫颈前病变进展为浸润癌需要10～20年。

在进展到浸润癌之前的各阶段呈双向发展，可进展、持续，也可以逆转（图 1-4）。CIN 的转归主要与 CIN 程度、HPV 类型、年龄以及观察时间有关。研究显示，CIN1 逆转、持续、进展为 CIN2+、进展为 CIN3+ 的概率分别为 60%、25%、11% 和 2%；CIN2 逆转、持续、进展为 CIN3+ 的概率分别为 55%、23% 和 19%；CIN3 逆转、持续、进展为浸润癌的概率分别为 28%、67% 和 2%；CIN1 和 CIN2 进展为浸润癌的概率分别为 0.03% 和 0.3%。

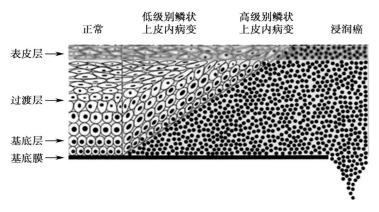

图 1-4　子宫颈癌疾病自然史示意图

总之，目前无论在世界范围还是在中国，子宫颈癌仍是严重威胁妇女健康的恶性肿瘤之一。子宫颈癌的主要病因是 HR-HPV 持续感染，并存在一些协同因素。从 HR-HPV 持续感染到子宫颈癌前病变，再进一步发展为子宫颈癌，一般需要数年甚或数十年的时间。子宫颈癌的病因和疾病自然史明确，可以通过健康教育及 HPV 疫苗接种、筛查及早诊早治进行有效防控。因此，2020 年 11 月 WHO 发布了《加速消除宫颈癌全球战略》，强调到 2030 年实现下列"90-70-90"目标，将有可能在 21 世纪全球实现公共卫生问题层面的子宫颈癌消除目标，即将子宫颈癌的发病率降低至 4/10 万以下：90% 的女孩在 15 岁之前完成 HPV 疫苗接种，70% 的妇女在 35 岁和 45 岁之前各接受一次高精度的筛查，90% 癌前病变和子宫颈癌确诊病例得到有效治疗和管理。

参 考 文 献

[1] FERLAY J，ERVIK M，LAM F，et al. Global Cancer Observatory：Cancer Today. Lyon，France：International Agency for Research on Cancer，2020.

[2] ZHENG R, ZHANG S, ZENG H, et al. Cancer incidence and mortality in China, 2016. Journal of the National Cancer Center, 2022, 2 (1): 1-9.

[3] 国家癌症中心. 2019 中国肿瘤登记年报. 北京: 人民卫生出版社, 2021.

[4] LI X, ZHENG R, LI X, et al. Trends of incidence rate and age at diagnosis for cervical cancer in China, from 2000 to 2014. Chin J Cancer Res, 2017, 29 (6): 477-486.

[5] BURD EM. Human papillomavirus and cervical cancer. Clin Microbiol Rev, 2003, 16 (1): 1-17.

[6] IARC monographs on the evaluation of carcinogenic risks to humans, Vol. 100B: Biological agents. Lyon, France: International Agency for Research on Cancer, 2012.

[7] WHO guideline for screening and treatment of cervical pre-cancer lesions for cervical cancer prevention. 2nd edition. Geneva: World Health Organization, 2021.

[8] SHI JF, BELINSON JL, ZHAO FH, et al. Human papillomavirus testing for cervical cancer screening: results from a 6-year prospective study in rural China. Am J Epidemiol, 2009, 170 (6): 708-716.

[9] DE SANJOSÉ S, BROTONS M, PAVÓN MA. The natural history of human papillomavirus infection. Best practice & research. Clinical obstetrics & gynaecology, 2018, 47: 2-13.

[10] LI W, MENG Y, WANG Y, et al. Association of age and viral factors with high-risk HPV persistence: A retrospective follow-up study. Gynecol Oncol, 2019, 154 (2): 345-353.

[11] ZHAO FH, LEWKOWITZ AK, HU SY, et al. Prevalence of human papillomavirus and cervical intraepithelial neoplasia in China: a pooled analysis of 17 population-based studies. Int J Cancer, 2012, 131 (12): 2929-2938.

[12] CHEN W, ZHANG X, MOLIJN A, et al. Human papillomavirus type-distribution in cervical cancer in China: the importance of HPV 16 and 18. Cancer Causes Control, 2009, 20 (9): 1705-1713.

[13] CHEN W, MOLIJN A, ENQI W, et al. Chinese HPV typing group. The variable clinicopathological categories and role of human papillomavirus in cervical adenocarcinoma: A hospital based nation-wide multi-center retrospective study across China. Int J Cancer, 2016, 139 (12): 2687-2697.

[14] MORENO V, BOSCH FX, MUNOZ N, et al. Effect of oral contraceptives on risk of cervical cancer in women with human papillomavirus infection: the IARC multicentric case-control study. Lancet, 2002, 359: 1085-1092.

[15] ZHANG YY, LU L, ABLIZ G, et al. Serum Carotenoid, Retinol and Tocopherol Concentrations and Risk of Cervical Cancer among Chinese Women. Asian Pacific journal of cancer prevention: APJCP, 2014, 16 (7): 2981-2986.

[16] GRAVITT PE. The known unknowns of HPV natural history. J Clin Invest，2011，121（12）：4593-4599.

[17] LOOPIK DL，BENTLEY HA，EIJGENRAAM MN，et al. The Natural History of Cervical Intraepithelial Neoplasia Grades 1，2，and 3：A Systematic Review and Meta-analysis. Journal of Lower Genital Tract Disease，2021，25（3）：221-231.

第二章

子宫颈癌综合防控与管理

第一节　子宫颈癌综合防控策略

一、子宫颈癌综合防控策略的进展

随着 HPV 预防性疫苗的问世，子宫颈癌的综合防控策略已经逐渐从对适龄妇女定期筛查的二级预防，提前到了开展 HPV 疫苗接种的一级预防，使得子宫颈癌的综合防治策略贯穿于妇女的一生，其目的是通过减少 HPV 感染，早发现、早诊断、早治疗子宫颈癌前病变，以及对子宫颈浸润癌及时规范的治疗，降低子宫颈癌的发病率和死亡率，减少子宫颈癌的疾病负担。

近年来 WHO 陆续更新和发布了一系列子宫颈癌防控相关的指南和推荐建议，如《子宫颈癌综合防控：重要实践指南》《HPV 疫苗：WHO 立场文件 2022（更新版）》《子宫颈癌前病变筛查和治疗指南》（第 2 版）、《WHO 加强和扩大子宫颈浸润癌管理服务框架》等，为各国政策制定者和专业人员提供了子宫颈癌综合防控的指导。子宫颈癌防控项目建设应参考 WHO 提出的卫生系统架构，包括服务提供、专业医疗队伍、信息、医药产品和疫苗技术、经费保障、领导 / 管理六大组成部分，以保证可及性、覆盖面、质量和安全性，最终促进健康水平和健康平等、响应能力、社会和财务风险保护以及效率的改善。

2018 年 5 月，WHO 总干事在第 71 届世界卫生大会上号召各成员国携手将子宫颈癌从全球公共卫生问题中"消除"。此倡议得到了国际相关专业学会等国际组织及各国政府的积极响应。2020 年 11 月，WHO 正式发布了全球首个消除子宫颈癌的战略，即《从公共卫生问题中加速消除宫颈癌的全球战略》（以下简称"《加速消除宫颈癌全球战略》"）。在这个《加速消除宫颈癌全球战略》中将消除子宫颈癌的标准界定为发病率低于 4/10 万。为了达到这一目标，提出了到 2030 年各国应努力实现全球子宫颈癌防控"90-70-90"目标，即：

- 90% 的女孩在 15 岁前完成全程 HPV 疫苗接种。

- 70% 的女性在 35 岁和 45 岁各接受一次高效能的子宫颈癌筛查（检测效能须达到或高于 HPV 检测）。
- 90% 的子宫颈癌前病变和子宫颈浸润癌患者得到治疗和管理。

我国近年来也陆续发布了子宫颈癌防控相关的政策和指南，包括健康中国行动推进委员会印发的《健康中国行动（2019—2030）》、国务院印发的《中国妇女发展纲要（2021—2030）》、国家卫生健康委员会下发的《国家宫颈癌筛查工作方案》，2023 年 1 月，国家卫生健康委联合教育部、财政部等十部委联合发布了《加速消除宫颈癌行动计划（2023—2030 年）》，相关专业机构及学术团体发布了《子宫颈癌综合防控指南》《子宫颈癌等人乳头瘤病毒相关疾病免疫预防专家共识》《人乳头瘤病毒疫苗临床应用中国专家共识》《子宫颈癌筛查质量保障与控制》《中国子宫颈癌筛查及异常管理相关问题专家共识》等，为我国子宫颈癌防控工作提供了政策依据和技术指导。

二、子宫颈癌综合防控策略内容

子宫颈癌综合防控策略主要包括：减少 HPV 感染的一级预防，对子宫颈癌前病变进行筛查、诊断和治疗的二级预防以及对子宫颈浸润癌进行治疗的三级预防。

（一）一级预防

一级预防的主要措施包括：开展健康教育和接种预防性 HPV 疫苗。

1. 健康教育　健康教育是重要的一级预防措施，主要目的是促进广大群众正确理解和认识预防性 HPV 疫苗接种、子宫颈癌定期筛查、随访以及癌前病变治疗的目的和意义，提高自我保健意识，主动自觉接受和利用预防保健服务。对适龄男孩和女孩开展健康教育尤为突出，主要包括安全性行为（推迟初次性行为年龄，减少性伴侣数量、减少高危性行为），正确使用安全套、禁烟、男性包皮环切术等（详见第三章"健康教育与咨询"）。

2. 预防性 HPV 疫苗接种　由于预防性 HPV 疫苗（以下简称"HPV 疫苗"）对初次性行为前的女性有较好的预防效果，HPV 疫苗接种的首要人群是 9～14 岁女孩，次要人群为 15～45 岁（详见第四章"HPV 疫苗接种"）。此外，HPV 疫苗尚不能 100% 预防子宫颈癌的发生，因此接种过疫苗的适龄妇女仍需要定期进行子宫颈癌筛查。

WHO 建议各国采取如下措施：

（1）联合各界共同保障疫苗的供应和适宜的价格。

（2）通过学校、社区等渠道提高接种率。

（3）加强宣传和社会动员，以应对可能存在的社会或文化障碍及误传信息。

（4）及时根据HPV疫苗的最新证据更新国家指南、政策和策略。

为了实现2030年达到15岁以下女孩接种疫苗率90%的目标，国务院印发的《中国妇女发展纲要（2021—2030）》《国家卫生健康委关于贯彻2021—2030年中国妇女儿童发展纲要的实施方案》和《健康中国行动（2019—2030）》中也根据我国实际情况提出了相应的HPV疫苗接种策略，进一步推进适龄妇女预防性HPV疫苗接种试点工作。

（二）二级预防

子宫颈癌筛查是二级预防的主要措施，其目的是最大限度地对所有适龄妇女定期开展子宫颈癌筛查，确保对筛查阳性或结果异常的人群进行早期诊断、早期治疗及相应的随访管理。

子宫颈癌筛查形式主要包括组织性筛查和机会性筛查。组织性筛查是用现有资源最大限度地对尽可能多的目标人群进行检查，因此通常是通过项目的形式在国家或地方层面，有组织、有计划地对适龄妇女进行普遍性筛查。机会性筛查指当一个妇女由于其他原因到医疗机构就诊时，医务人员在咨询中推荐或由妇女自己主动进行筛查。

大量研究表明，组织性筛查比机会性筛查能够更有效地利用现有资源来保障大多数的妇女健康权益，提高妇女的健康水平。但如果筛查覆盖率低、筛查方法质量不佳、对低危人群过度筛查、失访率高、质量控制差，则会影响筛查效果，达不到防控的目的。

子宫颈癌筛查结果阳性或异常的妇女都需要进一步接受相应检查以便明确诊断。而诊断子宫颈癌前病变或子宫颈癌的金标准是阴道镜指导下活检后进行的组织病理学诊断。子宫颈癌前病变的治疗方法选择取决于病变的范围、程度和位置等（详见第五章"子宫颈癌筛查"和第六章"子宫颈癌前病变的诊断及治疗"）。

为了提高子宫颈癌筛查的覆盖率，几十年来国际社会和我国子宫颈癌筛查策略和技术有了极大的发展，WHO建议各国应当采取以下促进宫颈癌筛查的措施：

1. 加强宣传教育和动员，了解影响筛查的社会、文化、结构性障碍，联合当地社区特别是女性组织，建立合作关系，针对误传信息，加强宣传教育和动员。

2. 将筛查和治疗服务与已有的基层卫生服务相衔接，例如现有的生殖健康服务、HIV防治、孕期保健、学校健康教育等，提高患者便捷性，降低服务成本。

3. 加快子宫颈癌诊治设备的注册上市进度，同时加强上市后的质量监管。

4. 建立高效的实验室联合网络，以最大化利用有限的人力和财力资源，同时加强服务质量监控,加强人员的培训和监督是服务的必备环节。

(三)三级预防

三级预防的主要措施是对所有子宫颈浸润癌患者根据临床分期开展适宜的手术、放疗、化疗以及姑息疗法等(详见第七章"子宫颈浸润癌的诊断和治疗")。

WHO建议各国应采取如下措施:

1. 出台全国子宫颈癌管理指南。

2. 简化转诊通道,衔接各阶段保健,以保障对患者的及时救治。

3. 提高组织病理学水平,如建设地区病理学中心、利用远程病理学平台等。

4. 提高手术能力,加强医生的职业技术培训。

5. 加强放化疗服务的可及性。

6. 加强姑息疗法服务,治疗方案应加入临终关怀服务,如在基层医疗保健中加入家庭服务模式。

7. 优化保健全程的医师队伍。

8. 提高患者的健康知识和观念,尤其是建立并通过患者小组开展健康知识的传播。

9. 为患者提供全方面的支持,包括应对生理、心理、社会和精神上的挑战,最好是在当地以项目形式开展。

第二节 子宫颈癌综合防控策略的实施

一、政府主导、多部门合作

政府应在子宫颈癌防控工作中起主导作用,各级政府应根据本地区实际情况,制定子宫颈癌防控策略,统筹协调、经费支持和管理、监督指导防控工作的实施。建立子宫颈癌多部门合作机制,促进不同部门之间的协调合作,包括政府相关部门、专业机构和非政府组织。

制定子宫颈癌综合防控相关政策时需要考虑当地子宫颈癌发病情况、可利用的经费和人力资源、目前的服务能力和质量等多个方面,还要考虑防控工作的可持续性和可扩展性。同时,由于政策需要根据工作执行过程中发现的问题以及新的科学依据不断更新,因此政策制定的过程是一个循环的不断完善的过程。

因子宫颈癌综合防控工作涉及卫生健康部门、财政部门、教育部门、妇联、宣传等多个部门,需要不同部门之间的密切合作。同时还需要卫生健康部门内部的紧密协作,在制订子宫颈癌防控工作实施方案时应充分考虑并明确各部门的职责分工。

二、建立健全保障措施

(一)服务管理体系

建立健全子宫颈癌综合防控服务管理体系,明确子宫颈癌初筛和转诊机构及职能,具有与职能相匹配的设施、设备、技术、管理制度及相关人员。提高各级医疗机构及专业人员子宫颈癌防控能力,健全子宫颈癌综合防治网络和专家队伍,完善工作规范和服务流程,建立健全信息系统,利用互联网、人工智能等技术,进一步提高各地区子宫颈癌防控能力和服务管理体系。

(二)质量控制

各级管理部门应制订子宫颈癌筛查质量控制方案,定期对参与子宫颈癌筛查工作的相关医疗及其他机构开展质量监督和质量控制,及时反馈质控结果,督促其改进服务质量。所有参与子宫颈癌防控工作的机构均需定期开展自我监督和内部质量控制,并接受相应的外部质量控制,保证服务质量。

(三)经费保障与管理

加强经费保障,规范经费使用,积极推动子宫颈癌筛查防控各项工作,保障子宫颈癌筛查工作顺利实施。

(四)信息管理系统

建立和完善与子宫颈癌综合防控相适应的区域化信息管理系统。建立个案信息管理系统,收集不同来源子宫颈癌筛查、随访、诊断和治疗信息数据,实现信息数据的互联共享,及时收集、汇总、整理、报送相关数据信息,定期进行数据分析和评价工作。

(五)考核评估

定期开展考核评估,考核内容包括具体目标完成情况、组织管理、筛查流程及服务质量、异常病例随访管理、质量控制、信息上报等。考核评估对象包括子宫颈癌筛查技术指导部门、初筛机构、转诊机构等。

三、制订子宫颈癌防控工作计划

(一)明确实施目标和方法

1. HPV 疫苗接种 疫苗接种的覆盖人群、年龄范围、接种时间、接种流程、安全标准、发生副作用后的上报和追踪等。

2. 确定筛查人群与筛查目标 在需求评估的基础上,根据本地区子宫颈癌发病情况、人口分布、人群的可及性和服务利用情况，确定筛查目标人群。应根据当地目标人群的数量，计算和评估在筛查间隔范围内，需要筛查的人数。如根据筛查目标和当地服务能力，确定每年本地区需要筛查的人数。

举例：如何估算每月的筛查人数（以 HPV 初筛为例）

如果项目目标为以 HPV 检测为初筛方法，5 年内为 70% 以上 35～64 岁的当地妇女进行子宫颈癌筛查：

1．首先确定当地总人口数

如：根据当地人口普查数据，当地总人口数为 250 000 人。

2．计算当地妇女数

如：估计当地妇女占人口总数的比例为 51%。因此，可以估算出当地妇女数为 127 500 人（51%×250 000）。

3．估计符合筛查条件的人群数

如：根据人口普查报告，35～64 岁以上人口所占当地妇女人数的比例为 40%。因此可以估计出本地区 35～64 岁妇女数为 51 000 人（40%×127 500）。

4．计算需要接受筛查的目标人群数

如：按照子宫颈癌筛查工作方案目标是为 70% 以上的 35～64 岁当地妇女进行筛查，因此应接受筛查的妇女数至少为 35 700 人（70%×51 000）。

5．计算每月至少需要筛查的妇女数

如：需要 5 年对至少 35 700 人的妇女进行筛查，则每年需要筛查的妇女数至少为 7 140 人（35 700/5）。因此，每个月需要筛查的目标人群至少为 595 人（7 140/12）。

6．对需要筛查的目标人群应以整群抽取的方式开展筛查。即以村或乡为最小单位，对最小单位内所有符合条件的妇女均进行筛查，直到达到目标人群数。

3．确定筛查方法和间隔　为提高筛查效果，应根据需求评估结果，选择本地区能够承担的、有循证依据的筛查方法，并根据筛查方法确定筛查间隔。

（二）确定预算

在确定好目标和实施策略后，确定实施预算。为确保防控工作的有效实施，预算应包括宣传动员、培训、服务提供（疫苗接种、筛查、诊断／治疗）、督导评估等活动。

（三）确定疫苗接种、子宫颈癌筛查和转诊机构

明确各机构在疫苗接种、筛查、治疗和转诊中的职责、流程、标准、相关试剂、设备和设施要求等，并提供转诊通知和反馈报告。

（四）制订培训计划

培训计划应依据需求评估结果，根据国家政策、相关指南的内容，以及培训目的制订。培训计划应包括：培训人员、培训内容、培训师资、培训形式、培训时间及时长、培训效果评估等。

1. 培训人员 根据在项目中提供的服务内容不同，参加培训人员也不同。包括管理人员、专业技术人员和健康教育宣传工作人员。

2. 培训要点和内容 根据项目实施的需要以及培训人员的类别，制定相应的主要培训内容。每次培训时，可根据不同的培训人员选择相应的培训内容。

3. 培训师资 培训师资必须具备两方面的技能：首先要熟悉国家相关政策、项目实施方案和技术指南内容，同时必须具备教学经验，具有培训技巧，包括具有较强的沟通能力和较强的理论与实践的培训经验。

4. 培训形式 培训形式应理论培训、实践操作以及进修相结合。实践操作/进修应在当地或上级医疗保健机构开展，培训/进修机构最好有足够的患者能够让培训人员得到充分的实践机会。培训师资在学员实际操作时，应注意观察学员的相关服务操作是否规范，存在哪些问题，以便及时调整培训内容和方法。理论培训也应采用多种形式，如讲座、小组讨论和模拟操作；或网络、视频培训等。

5. 培训时间 应在项目实施前首先开展社会动员和健康教育人员的培训，以便在项目启动前就能够对目标人群开展相应的宣传动员和健康教育，鼓励尽可能多的目标人群参加项目。

对参与子宫颈癌防控人员及时开展专业技术培训，使受训者在培训后能够很快投入相关工作，掌握并运用相关知识和技能。

培训持续时间应根据培训目的、学员能力、培训经费等确定。

（五）确定评价方法与指标

定期开展项目评估，确保子宫颈癌筛查工作顺利实施。根据本地区子宫颈癌筛查工作方案和实际情况，确定评价方法和指标。

四、社会动员

子宫颈癌防控工作需要积极开展社会动员，加强各级政府、社会团体、医疗保健机构、企业、家庭及个人等各方面力量的协同合作，大力推进与子宫颈癌防

控相关的信息传播、教育培训、监测评价等活动，以实现降低子宫颈癌疾病负担的目的。

五、健康教育

目前我国大众对于子宫颈癌发病的原因、影响因素、HPV 疫苗以及子宫颈癌筛查等子宫颈癌防控的相关知识仍然存在不了解或认识有误的情况，从而在一定程度上影响了我国 HPV 疫苗接种率和子宫颈癌筛查率。开展健康教育可以促进广大群众正确理解和认识子宫颈癌综合防控的意义，使其能够主动自觉地接受服务，从而有效地提高 HPV 疫苗接种率、筛查覆盖率以及治疗率等，最终达到降低子宫颈癌发生和死亡的目的（详见第三章"健康教育与咨询"）。

六、人员能力建设

人员能力建设是开展子宫颈癌综合防治工作最重要的组成部分之一。各地区应根据需求评估结果和实际情况，开展人员能力建设，包括制订人员培养计划、建立师资队伍、编写培训教材、开展不同形式的人员培训和进修、评估培训和进修效果等。

（一）培训

1. 建立培训师资团队　开展培训的师资团队要由妇女保健、妇科、细胞／病理、疾病控制和卫生管理人员组成，必须经过上级医疗保健机构的师资培训，同时应根据国家方案和指南定期进行复训，以便培训师资能够掌握最新知识和技能。

2. 制订培训计划　在需求评估和当地实际情况的基础上，制订适合本地区或机构的培训计划。确保参与子宫颈癌防控工作的所有人员都经过相关的专业技术培训。

3. 编写标准化的培训资料　为确保培训更加有效，以最新的相关技术指南为基础，形成标准化的培训资料包。培训资料包的内容应包括学员手册（主要包括学习方法和学习内容）、教师手册（主要包括教学方法和培训目的）、参考资料等。理想的培训资料应是综合性的、可操作的、容易理解的、分学科以及不断更新的。

（二）进修

各机构应根据本机构的实际情况（相关专业的人员数、人员能力），制订进修计划和要求，及时安排相关专业人员到上级医疗保健机构进修学习。提供进修的医疗保健机构，应针对进修人员的实际情况制订翔实的培养计划。

（三）专家基层指导

各省、地市级卫生行政部门应根据本地区的情况，选派省级、地市级专家到基层子宫颈癌筛查机构开展技术指导，对相关人员进行理论培训和现场指导。

（四）培训效果的评估

在培训和进修结束后，均应对学员的学习效果进行评估，以确保学员掌握了所学的知识和技能。

七、信息系统建设与管理

建立与完善子宫颈癌综合防控有关的信息登记系统，可涵盖全国、全省、全地区或全县区域。所有参与 HPV 疫苗接种、子宫颈癌筛查、转诊以及随访治疗的机构均应建立信息登记系统。通过信息系统可以进行网络直报，对个案进行全程管理，具有提醒和召回功能，不同部门和机构之间的信息可以互联互通，还可与肿瘤登记系统相关联（详见附录 2-1～2-11）。

（一）以区域为单位的信息登记系统

以区域为单位的信息登记系统根据上报信息不同可以分为个案登记和汇总登记。

1. 个案登记　主要用于对筛查个体的管理以及相关评估指标的生成。个案登记需要记录的信息主要包括：姓名、编号、联系方式、住址、既往史、家族史、妇科检查结果、初筛结果、阴道镜检查结果、病理检查结果、治疗结果和随访结果等。详见附录 2-1。

2. 汇总登记　主要用于整个防控工作的管理。汇总登记需要记录的信息主要包括：接受初筛的人数、初筛异常人数（细胞学异常人数、高危型 HPV 阳性人数等）、阴道镜检查结果异常人数、病理检查结果异常人数、随访人数等（详见附录 2-2）。癌前病变和浸润癌治疗人数（详见附录 2-3）、细胞学检查异常者病理检查结果（详见附录 2-4）以及阴道镜检查异常者病理检查结果（详见附录 2-5）等。

不同地区可根据本地区的信息登记上报能力，选择不同的信息登记系统进行登记和上报。

（二）以机构为单位的信息登记系统

根据提供的服务不同，可以分为疫苗接种机构、初筛机构（或诊室）、转诊机构（或科室）的信息登记。

1. 疫苗接种机构的信息登记　主要由疫苗接种机构进行登记。需要记录接种者的基本信息以及接种情况。包括接种日期、编号、姓名、性别、年龄、联系方式、住址、接种疫苗种类、有无不良反应等,详见附录2-6。

2. 初筛机构(或科室)的信息登记 主要由初筛机构进行登记,用于对初筛阳性者的追踪和随访。需要记录所有初筛者的基本信息以及筛查结果,包括筛查日期、姓名、编号、身份证号、年龄、联系方式、住址、筛查结果、建议、随访结果等,详见附录2-7。

3. 转诊机构(或科室)的信息登记 主要由提供细胞学诊断、阴道镜检查和病理诊断的机构进行登记。需要记录所有送检的标本或者转诊来需要进一步做阴道镜者或病理检查者的基本信息及诊断结果,包括姓名、编号、年龄、标本接收/检查日期、标本送检/转诊机构、标本结果/阴道镜检查结果、报告/检查日期、建议等。

如果初筛和进一步诊断治疗在同一机构内进行,相关信息登记仅限于同一机构,并且同一机构不同科室间的信息可以共享时,妇女的追踪随访以及防控工作管理和监督则比较容易。而如果不同服务是在不同机构开展或同一机构不同科室间信息不能共享时,则需要建立能够连接不同机构或科室间的信息登记。包括初筛检查登记表(用于初筛机构/科室和转诊机构/科室之间的联系)、阴道镜检查登记表(详见附录2-8)和病理检查登记表(详见附录2-9)(用于阴道镜检查机构/科室与病理诊断机构/科室、阴道镜检查机构/科室与初筛机构/科室之间的联系、病理诊断机构/科室与初筛机构/科室之间的联系)、异常/可疑病例随访登记表(详见附录2-10)等。

八、质量控制

(一)组织管理的质量控制

1. 质量控制内容 质量控制包括政府重视程度、能力建设、督导质控、宣传动员及信息管理等方面。

(1)政府重视程度:成立各级子宫颈癌筛查专家组,制订实施方案、年度工作计划、工作流程;建立转诊机制。建立多部门合作机制,明确各部门职责,经费管理到位。

(2)能力建设:建立专业队伍,开展培训活动,制订培训计划,并按照计划实施等。

(3)督导质控:组建质控专家组,制订督导评估方案和计划,并组织实施督导评估,反馈评估结果。

(4)宣传动员:开展不同形式、有针对性的、适宜的健康教育活动,制作健康教育材料等。

（5）信息管理：专人管理并熟悉操作系统和各项信息指标计算，上报信息准确，无漏报错报。能够利用数据开展工作，资料完整齐全。

2. 质控方法 多采用现场查阅相关资料、访谈以及现场考核的形式收集相关信息进行监督评估。

（二）技术服务的质量控制原则

1. 质控内容 主要包括对妇科检查、子宫颈癌筛查方法、阴道镜以及病理检查等方面的监督与评估。每种检查的监督评估内容不仅包括对相关操作流程和结果的督导评估，同时还应包括对相关设备、环境、服务人员资质、信息数据收集登记以及制度的督导评估。

【妇科】

（1）服务环境：有良好的通风、消毒、照明、冷暖条件，确保检查在保护隐私的情况下进行。

（2）设备器材：配备必要的妇科检查、子宫颈癌筛查取材的基本设备、试剂和器材。

（3）服务能力：掌握子宫颈癌检查相关知识。熟练掌握妇科检查、分泌物取材、细胞学取材涂片、固定/HPV检测取材等相关技术，了解阴道镜转诊指征，与筛查对象有交流。

（4）检查内容：包括分泌物取材、子宫颈细胞学取材、双合诊。

（5）相关资料：科室内应有工作流程、技术规范、宣传教育资料等；有登记表、个案表格等。

【HPV检测】

（1）服务环境：实验室应具有执业许可备案登记，具备检测设备和分析过程正常运行的空间，有良好的通风、照明。根据实验方法和设备的不同，实验室应符合相应设备和操作环境需求。

（2）设备器材：实验室具备HPV检测所需各种设备、试剂，且使用的分析仪器和主要的辅助设备、试剂应有国家食品药品管理局批准和注册证书。所用物品和/或试剂在有效期内。

（3）业务能力：掌握HPV检测相关知识和技术。采用聚合酶链反应（polymerase chain reaction，PCR）方法的检测人员应有行政管理部门颁发的上岗证。

（4）相关资料：有操作流程图，检测按照产品说明书要求进行，建立标准操作程序（standard operation procedure，SOP）。每一次实验，实验室都要留存原始实验记录。检测报告关键信息应突出显示，详细描述。有检测结果登记表和标本交接登记。

（5）质量控制：有室内质控，有每月总结报告，采用 PCR 方法检测应通过国家或区域质控中心的室间质量评估或比对，并有比对报告。

【细胞学检查】

（1）服务环境：有良好的通风条件，照明设备。阅片和制片环境要分开。

（2）设备器材：配备专门的细胞学涂片保存柜。配有必要的细胞学染色及制片的相关试剂设备。

（3）业务能力：细胞学阅片人员至少有 1 名经过培训且考核合格的检验技师或细胞病理医师。细胞学阅片人员应具有 1 年以上宫颈细胞学阅片经验，需经培训考核合格后上岗。掌握子宫颈癌检查相关知识。熟练掌握细胞学制片、阅片技术。

（4）工作内容：包括细胞学染色、制片、阅片。

（5）相关资料：涂片全部封片，细胞学涂片编号清晰，阳性、阴性分开保存，方便查找。科室内应有工作流程、技术规范、病例讨论制度、实验室质控制度、室内质控及质控报告，室间质控和质控报告；有细胞学登记表、个案表格、随访 / 阳性表格、标本交接登记等。

【阴道镜检查】

（1）服务环境：有良好的通风、消毒、照明、冷暖条件，确保检查在保护隐私的情况下进行。

（2）设备器材：配备阴道镜检查相关的设备和耗材，并且配有符合功能完善、图像清晰的阴道镜。

（3）服务能力：近 3 年参加过上级培训，掌握子宫颈癌检查相关知识。熟练掌握阴道镜的使用，进行子宫颈病变的诊断、阴道镜下取活检的方法。

（4）检查内容：阴道镜操作流程规范，阴道镜检查符合指征。

（5）相关资料：科室内应有工作流程、技术规范、宣传教育资料等；有阴道镜检查登记表、个案表格、随访 / 阳性登记表格等。

【病理学检查】

（1）服务环境：有良好的照明和通风设备。阅片和制片环境要分开。

（2）设备器材：配备有专门的病理学切片保存柜。配有必要的病理学染色及制片的相关试剂设备。

（3）业务能力：接受过地市级以上子宫颈组织病理学专项培训，掌握子宫颈癌检查相关知识。熟练掌握病理学制片、阅片技术。

（4）工作内容：包括病理学制片、染色、阅片。

（5）相关资料：病理学切片编号清晰、阳性阴性分开保存，方便查找；蜡块编号清晰，保存良好，查找方便。科室内应有工作流程、技术规范、病例讨论制度、实验室质控制度、室内质控及质控报告、室间质控和质控报告等；病理登记表、个案表格、随访表格、标本交接登记等。

2. 质控方法 妇科检查、子宫颈癌筛查、阴道镜检查、细胞学和病理检查的操作流程主要采用现场观察和操作考核的方式进行质控，而对细胞学和病理检查结果的质控，多采用抽片复核的形式。相关检查设备、环境、服务人员资质、信息收集登记以及制度的督导评估主要采取现场观察和查阅资料的方式开展。

3. 主要质控指标

（1）HPV检测阳性率（%）。

（2）细胞学涂片标本满意率≥95%。

（3）细胞学阳性涂片复核符合率≥85%（判读结果相差两个级别及以下）。

（4）阴性涂片复查的符合率≥95%。

（5）阴道镜检查拟诊符合率≥80%。

（6）阴道镜异常检出率≥70%。

（7）阴道镜检查异常者病理检查率≥90%。

（8）阴道镜检查拟诊高级别病变与活检病理检查结果符合率≥60%。

（9）病理检查结果符合率≥95%。

九、督导与评估

1. 制订督导与评估方案 明确的监督与评估目标和计划，制订适宜本级的督导评估方案。方案主要内容包括：督导评估目的、内容、范围、方法、频次以及监督评估的主要指标等。监督评估内容至少应包括组织管理和技术服务两大部分。

2. 成立督导与评估小组 各级卫生行政部门应成立质量督导及评估小组，由多学科专家及行政管理人员组成。工作领导小组的组长应由本县（区）主要分管领导担任。专家技术指导组应由妇女保健、妇科、阴道镜、细胞学、病理学、疾病控制等各有关领域专家组成。

3. 确定督导与评估方法 各级卫生行政部门在国家级督导评估要求的基础上，依据本地区具体情况和监督评估内容，确定监督评估方法。

自查则是由承担子宫颈癌检查工作的医疗保健机构根据督导评估方案定期开展相关内容的督导评估。

4. 确定督导与评估指标 用于督导与评估子宫颈癌综合防控项目的主要指标可分为组织管理及执行指标和影响指标（相关定义详见附录2-11）。

（1）组织管理及执行指标：主要包括子宫颈癌防治核心知识知晓率、HPV疫苗接种率、适龄妇女子宫颈癌筛查覆盖率、子宫颈癌筛查异常检出率（初筛异常检出率、阴道镜检查异常检出率、病理异常检出率）、子宫颈癌及癌前病变检出率、子宫颈癌早诊率、子宫颈癌筛查随访率以及治疗率（子宫颈癌检查早治率、子宫颈癌前病变和子宫颈癌治疗率）。

（2）影响指标：主要包括子宫颈癌年龄别发病率和死亡率。

十、子宫颈癌防控与其他健康服务的整合

1. HPV疫苗接种与其他基础免疫服务相结合 将HPV疫苗接种的健康教育和宣传动员活动与青少年其他健康教育活动相结合，如青春期教育、预防不安全性行为、预防性传播疾病（sexual transmitted disease，STD）、控烟等内容相结合。

2. 子宫颈癌筛查与其他生殖健康服务相结合 提供生殖健康保健服务的机构有责任对来本机构接受其他生殖健康服务（如孕产期保健、计划生育服务、更年期保健服务、妇科其他疾病等）的所有符合筛查条件的妇女提出接受筛查服务的建议并提供相关服务。

3. 子宫颈癌筛查与其他癌症筛查或健康体检项目相结合 实施成功、高效的子宫颈癌筛查项目和实施其他癌症筛查项目（如乳腺癌筛查、健康体检项目）具有相同的原则。子宫颈癌筛查项目在组织和实施中取得的经验和教训均可以为乳腺癌筛查项目所借鉴，由于子宫颈癌和乳腺癌筛查的人群在很大程度上是相重叠的，在宣传动员和组织实施时，可同时开展；并可考虑与其他健康体检如高血压、糖尿病或其他肿瘤等慢性病筛查结合以节省医疗和管理资源。

参 考 文 献

[1] 国务院."健康中国2030"规划纲要. 2016.

[2] 国务院. 中国妇女发展纲要（2021—2030年）.2021.

[3] 国家卫生健康委员会. 国家卫生健康委关于印发贯彻2021—2030年中国妇女儿童发展纲要实施方案的通知. 2022.

[4] WHO. Human papillomavirus vaccines：WHO position paper（2022 update）No 50，2022，97：645-672.

[5] WHO. Comprehensive cervical cancer control A guide to essential practice. Second edition. Geneva，2014.

[6]　WHO.Global strategy to accelerate the elimination of cervical cancer as a public health problem．Geneva，2020.

[7]　WHO. WHO guideline for screening and treatment of cervical pre-cancer lesions. Geneva，2021.

[8]　ARBYN M，ANTTILA A，JORDAN J，et al. Second edition--summary document. Annals of oncology：official journal of the European Society for Medical Oncology / ESMO，2019，21（3）：448-458.

[9]　魏丽惠，吴久玲．子宫颈癌检查质量保障及质量控制指南．北京：人民卫生出版社，2015.

[10]　国家卫生健康委员会．宫颈癌筛查工作方案．2021.

[11]　WHO.WHO framework for strengthening and scaling-up services for the management of invasive cervical cancer. Geneva，2020.

[12]　中华医学会妇科肿瘤学分会，中国优生科学协会阴道镜和宫颈病理学分会．人乳头瘤病毒疫苗临床应用中国专家共识．中国妇产科临床杂志，2021，22（2）：225-234.

[13]　中华预防医学会疫苗与免疫分会．子宫颈癌等人乳头瘤病毒相关疾病免疫预防专家共识．中华预防医学杂志，2019，53（8）：761-803.

[14]　毕蕙，赵更力．子宫颈癌综合防控技术培训教程．2版．北京：人民卫生出版社，2019.

[15]　中国疾病预防控制中心妇幼保健中心．宫颈癌筛查质量评估手册（2022年版），2022.

[16]　中国疾病预防控制中心妇幼保健中心．"两癌"筛查信息管理手册（2022年版），2022.

第三章

健康教育与咨询

2016 年国务院发布了《"健康中国 2030"规划纲要》，其战略主题为"共建共享、全民健康"，提出要坚持政府主导与调动社会、个人的积极性相结合，推动人人参与、人人尽力、人人享有，落实预防为主，推行健康生活方式，减少疾病发生，强化早诊断、早治疗、早康复，实现全民健康。

子宫颈癌防控工作的重要目标是通过提高预防性 HPV 疫苗接种率、子宫颈癌筛查覆盖率以及子宫颈癌前病变及早期浸润癌的检出率和治疗率，以期降低子宫颈癌疾病负担。做好健康教育和咨询是实现这一目标的基本条件之一，是重要的一级预防措施。其主要目的是促进广大群众正确理解和认识预防性 HPV 疫苗接种、子宫颈癌定期筛查、随访以及子宫颈癌前病变治疗的目的和意义，提高自我保健意识，主动自觉接受和利用预防保健服务。

第一节 健 康 教 育

健康教育是由一系列有组织、有计划的信息传播和教育活动组成，旨在帮助个体或群体掌握卫生保健知识，树立健康观念，从而建立有益于健康的行为和生活方式，实现减少疾病和死亡、保护健康，提高生活质量的最终目的。在子宫颈癌综合防控工作中，健康教育必须贯穿始终。

一、健康教育干预的主要步骤

（一）明确目标

子宫颈癌综合防控的总目标是降低子宫颈癌的发生率和死亡率。健康教育干预的具体目标如下：

1. 提高大众对子宫颈癌的主要病因及从 HPV 感染到子宫颈癌发病过程的

知晓率。

2. 提高安全性行为的保护意识，减少性传播疾病的发生率。

3. 提高妇女对子宫颈癌症状和体征的识别能力。

4. 消除对 HPV 感染和子宫颈癌的无知、恐惧和羞耻感。

5. 提高妇产科医护人员子宫颈癌防控的基本知识和技能。

6. 提高青春期（尤其是 9～14 岁）女孩 HPV 预防性疫苗接种率。

7. 提高适龄妇女（尤其是 35～64 岁）子宫颈癌筛查率。

8. 提高子宫颈癌筛查结果异常 / 阳性妇女的随访率和确诊率。

9. 提高子宫颈癌前病变和子宫颈癌的治疗率和随访率。

10. 提高对子宫颈癌症状的认识，鼓励妇女一旦出现症状要及时就医。

（二）确定目标人群

1. 青春期女孩和适龄妇女及家人。

2. 与子宫颈癌防控相关的专业技术人员。

3. 社区领导和社区卫生人员。

4. 政策制定者、卫生管理人员、非政府组织、社会团体和媒体人等。

（三）建立协作组织和工作团队

1. 建立协作组织　子宫颈癌防控中的健康教育工作具有社会性和复杂性的特点，根据需要应建立多层次、多部门参与的网络协作组织。除了医疗保健和健康教育机构外，还需包括有关的政府部门、教育部门、妇联和工会、非政府组织、新闻媒体和社区基层单位等。子宫颈癌防控项目的协作组织需要在执行机构专业人员的计划与协调下开展健康教育工作。因此，各部门目标统一和协调配合对健康教育的效果至关重要。

2. 确定工作团队　从事子宫颈癌防控健康教育的工作团队应以卫生专业技术人员为主，同时吸纳相关协作组织中其他部门的人员参加。所有参与健康教育工作的人员都要根据工作需要和分工给予相应的培训，并明确其职责和权利。

（四）培训健康教育工作人员

健康教育项目能否顺利实施与拥有合格的健康教育人员密切相关。因此培训健康教育人员十分重要。

1. 培训的准备与实施　制订培训计划，主要内容包括培训目的、项目管理和相关专业知识与技能、培训对象和师资、培训方法和教材、教学场地和设施以及后勤服务等。

按照健康教育干预方案，有计划、有组织地开展培训工作，同时要做好培训效果评价。

2. 合格健康教育工作者要素　合格的健康教育者应具备以下相关知识和技能：

（1）理解和掌握有关子宫颈癌的病因、疾病发展过程、危险因素、预防措施，包括 HPV 疫苗接种、筛查年龄和方法、子宫颈癌前病变治疗和随访等信息，并能用通俗的语言解释相关内容。

（2）熟悉有关子宫颈癌预防和治疗的补助、免费政策等。

（3）熟练掌握人际交流和咨询技巧，包括语言、非语言、倾听和反馈等。

（4）以科学、平等、中立和尊重的态度讨论女性解剖知识、安全性行为、HPV 疫苗接种和子宫颈癌筛查等敏感话题，以及遇到的困惑与问题。

（5）支持和鼓励妇女及其家庭成员积极参与到有关子宫颈癌防控措施的讨论中，并帮助她们作出符合自己意愿和需求的最佳选择。

（6）能选择符合当地文化特点和目标人群需求的健康教育形式与传播途径。

（五）制作健康教育材料

健康教育材料是配合健康教育活动使用的印刷材料或音像材料等，是传播健康教育信息的重要媒介。

材料制作的主要步骤：

（1）分析当地群众的健康教育需求，并确定核心信息。

（2）制订健康教育传播计划：主要内容包括目标人群、材料种类、使用范围、发放渠道、使用方法、预试验、评价方法、经费预算和制作时间等。

（3）开展预试验：初稿形成后需要在目标人群中进行预试验，了解目标人群的反馈意见和修改建议，包括可读性、实用性、可接受性、趣味性等，以保证健康教育材料的质量。

（六）确定健康教育场所和传播方式

1. 确定健康教育场所

（1）医疗机构：无论何时，各级各类医疗机构均应为前来就诊的妇女提供有关子宫颈癌防控的信息。可在候诊区张贴有关 HPV 疫苗接种、子宫颈癌筛查、子宫颈癌前病变诊治等内容的宣传画、播放视频、发放宣传折页等。这些信息也可整合到孕前、孕期和产后保健、计划生育、慢性病诊治和 HIV/STI 诊治中。

（2）社区：社区卫生人员可在社区卫生服务中心、活动中心、工厂车间、学校、运动场馆、商业中心、娱乐场所等传播有关子宫颈癌防控的相关信息。可将预防性 HPV 疫苗的益处介绍给青少年和家长,将子宫颈癌筛查的必要性传播给妇女及其性伴侣和家人。

(3)其他场所:除医疗保健机构及社区外,在有组织的子宫颈癌筛查场所也可作为健康教育的场所,可利用签署知情同意书的时机进行咨询。

2. 确定传播方式 健康传播主要有大众传播和人际传播两种方式。

(1)常用的大众传播材料和形式

1)新媒体:包括网络、手机、数字电视等,可利用微信、微博、短信等多种互动形式,及时共享相关的健康教育信息。

2)海报:带有女性生殖系统解剖和子宫颈癌疾病发展史等内容的图片,便于目标人群理解子宫颈癌防控的相关知识,适合开展小组健康教育。

3)手册:适于大众理解的简单预防信息,便于健康教育者与家庭成员一起讨论。

4)戏剧和小品:可将子宫颈癌防治的实例编入戏剧或小品中,在商业中心和社区活动中表演。

5)广播、电视、报刊:是有效的信息传播途径,包括政策和服务信息的宣传。

(2)人际传播:面对面咨询是主要的表现形式。详见本章第二节"咨询"。

(七)督导与评价

在健康教育活动中要有计划地进行督导和评价。

1. 督导 在健康教育活动过程中定期开展工作检查及指导,以确定健康教育活动如培训、健康教育材料制作和发放等是否按计划进行,存在哪些问题和障碍,以便及时调整方案和改进工作。

2. 评价 定期开展评价不仅可了解健康教育项目的效果,还可进行全面检测及质量控制,最大限度地保障计划的先进性和实施质量,从而也成为取得预期效果的关键措施。评价的主要种类包括过程评价和效果评价。

(1)过程评价:过程评价开始于健康教育计划实施之时,贯穿于执行的全过程,其目的是确保健康教育目标的真正实现。过程评价的主要内容为:

1)参与情况:如目标人群对干预活动的参与和反应情况。

2)组织管理情况:如干预活动所涉及的组织参与和协调情况。

3)信息管理情况:如工作档案、资料的完整性和准确性等。

评价方法包括查阅档案资料、目标人群调查和现场观察。常用的评价指标为干预活动执行率、覆盖率、目标人群满意度等。

(2)效果评价:效果评价是在健康教育活动实施后对目标人群健康相关行

为改变和健康状况的评估。子宫颈癌防控的健康教育活动的评价内容主要是目标人群对子宫颈癌防控的知识、态度和行为。

常用的效果评价指标为子宫颈癌防控知识知晓率或合格率、HPV 疫苗接种率、子宫颈癌筛查率、子宫颈癌前病变和子宫颈癌随访率及治疗率等。

二、子宫颈癌防控健康教育关键信息

（一）子宫颈癌防控核心信息

1. 子宫颈癌是一种可以预防的疾病。

2. HPV 疫苗是安全有效的。

3. 子宫颈癌前病变可以通过定期筛查及早发现和诊断。

4. 所有适龄妇女都需要定期进行子宫颈癌筛查。

5. 一旦发现子宫颈癌前病变需及时治疗，否则有可能发展为子宫颈癌。

6. 早期发现子宫颈癌并规范治疗，可有望治愈。

7. 倡导和鼓励家庭成员（尤其是男性）了解子宫颈癌防控相关知识并积极参与相关活动。

（二）HPV 感染与子宫颈癌

1. HPV 是人类感染常见的病毒之一，主要通过性行为传染。

2. 几乎所有子宫颈癌的发生都与 HR-HPV 持续感染有关。

3. 大多数 HPV 感染无任何症状和体征，所以感染者并不知道自己已经感染，他们可以继续将病毒传播给性伴。

4. 几乎所有的男性和女性都曾感染过 HPV，但大多数 HPV 感染不需任何治疗会在 2 年内自然清除，不必恐慌。

5. 在少数女性中 HR-HPV 感染会持续存在并发展为子宫颈癌前病变，如果不及时发现及治疗，子宫颈癌前病变可能会发展成子宫颈浸润癌，所以需要定期筛查和及时治疗子宫颈癌前病变。

（三）易患子宫颈癌的高危人群

1. HR-HPV 持续感染者。

2. HIV/ 生殖道感染（reproductive tract infection，RTI）/ 性传播疾病（sexual transmitted disease，STD）感染史。

3. 早婚、早孕、多孕、多产。

4. 过早性生活、多性伴侣或性伴侣有多性伴侣。

5. 吸烟或吸毒、长期口服避孕药、营养不良、免疫力低下等。

（四）HPV 疫苗接种

1．接种 HPV 疫苗可以预防部分 HR-HPV 感染引起的子宫颈癌，但不能治疗或清除已感染的 HPV。

2．目前大量研究已证明 HPV 疫苗是安全有效的。

3．HPV 疫苗在首次性行为之前接种效果最佳。目前获准使用的 HPV 疫苗接种年龄范围在 9～45 岁，最佳接种年龄是 9～14 岁女孩。

4．目前尚无证据证明 HPV 疫苗对妊娠和胎儿发育有不良影响，但不建议在孕期注射。

5．应按照 HPV 疫苗说明进行规范使用。

6．所有接种过 HPV 疫苗的女性，仍需接受规范的子宫颈癌筛查。

（五）定期筛查和诊治

1．所有适龄妇女应定期接受子宫颈癌筛查。

2．筛查方法简单、快速且无明显不良反应。

3．筛查结果异常并不意味着患有子宫颈癌，应进一步进行检查和诊断。

4．有性行为的 HIV 阳性者，无论年龄大小，都应定期进行子宫颈癌筛查。

（六）识别子宫颈癌的症状和体征

1．大部分子宫颈癌前病变和早期子宫颈浸润癌可能没有任何症状和体征，筛查是唯一能早期检查出病变的方法。

2．子宫颈癌的症状包括性交后出血、阴道分泌物异常、阴道流血、绝经后出血等。一旦出现这些症状，应立即就医。

（七）知情同意和自愿选择

1．妇女有权根据她们的健康状况决定是否接受 HPV 疫苗接种和子宫颈癌筛查，但在作决定前需要正确了解相关的信息。

2．除告知妇女本人外，也可根据妇女意愿告知性伴侣或家庭成员并获得支持。

第二节　咨　　询

咨询是健康教育常用的人际传播形式之一，是被咨询者根据咨询者所提出的问题给予解答或提供所需的健康信息，帮助咨询者结合自己的实际情况作出最合适的决定和选择。由于咨询是面对面交流，针对性较强，便于深入讨论，因此特别适合用于子宫颈癌防控工作，如：预防性 HPV 疫苗接种前、筛查方法选择、筛查异常者进一步诊断前和癌前病变治疗前的咨询。

在健康教育中不仅要倡导每个人是自己健康第一责任人的理念，而且要求医务人员掌握与岗位相适应的健康科普知识，并在诊疗过程中主动提供健康指导。

一、基本原则

由于在咨询子宫颈癌防控问题时，常常会涉及性问题、HPV 感染和生殖器官等敏感话题，因此要特别注意尊重个人隐私和遵守保密原则。

咨询最好在诊室内进行，以确保个人隐私。咨询者和被咨询者的谈话不应被其他人看到或听到，除非征得咨询者的同意。

保密也是基本原则，如果未经咨询者同意，咨询期间所讨论的内容和检查结果均不应向任何人泄露。

在咨询时应对咨询者的隐私保密，尤其是检查生殖器官时，因为妇科检查常使咨询者感到尴尬和不适，如果咨询者在诊室感到隐私不被尊重或者检查者带有歧视咨询者的态度甚至将其隐私泄露给他人，都可能使咨询者选择拒绝告知一些重要信息或选择其他医院，甚至不去接受筛查、随访或治疗。因此，被咨询者在咨询过程中要注意做好以下几个方面：

1．应确保无他人能听到或看到咨询者的咨询及检查内容，尤其是在人多和繁忙时。

2．保管好医疗记录和相关表格，并应遵守保密原则，除相关工作人员外，其他人不得接触。

3．无论在诊室内还是诊室外，均应避免与其他医务人员谈论咨询者的隐私。

4．无论患者的年龄、疾病、生活方式、婚姻状态以及社会经济状况如何，都应受到尊重。

5．必须注意维护咨询者的隐私权，即便与咨询者家人及邻居熟识，也不可泄露。

二、咨询技巧

所有健康教育工作者应接受有关咨询技巧的培训，不仅要熟练掌握咨询所涉及的相关知识和信息，而且要具备说、听和问、反馈及非语言交流四方面的技巧。

1. 说的技巧 要使用咨询者能够理解的语言和能够接受的方式,提供适合和需要的信息,注意内容明确,重点突出。

2. 听和问的技巧 要集中精力听清和了解咨询者存在的问题和对问题的看法,才能提出有效的建议。有技巧地提问,不仅可以鼓励咨询者倾诉,还能够获得真实的信息。

3. 反馈技巧 交流时及时反馈,可使咨询者一步步深入并得到鼓励和指导。

4. 非语言交流技巧 在交流时要注意将表情、眼神、语音、语调这些非语言交流形式融入说、听、问和反馈中。

必须在满足以下两个条件的基础上帮助咨询者作出决定:一是要与咨询者建立相互信任的关系;二是能够获取准确和完整的信息。

三、咨询对象

咨询对象包括一般人群及特殊人群,一般人群指所有的女性及其性伴侣;特殊人群包括青春期女孩及其父母、感染 HIV 的妇女、子宫颈癌筛查结果异常 / 阳性的妇女以及子宫颈癌患者及其家属等。

四、咨询主要内容与步骤

(一)咨询内容

咨询内容要根据咨询对象的情况和需求而定,以传播有关子宫颈癌防控知识和信息为导向,围绕 HPV 疫苗接种、子宫颈癌筛查和子宫颈癌前病变 / 子宫颈癌诊治等关键问题进行。主要介绍各种服务内容和流程,解答疑惑和问题,纠正错误概念或认识,说明癌前病变治疗和随访的必要性,帮助女性及其家人作出正确的选择和决定。

(二)咨询步骤

为准备接种 HPV 疫苗、子宫颈癌筛查以及子宫颈癌前病变 / 子宫颈癌诊治妇女提供咨询的主要步骤如下:

1. 在疫苗接种 / 子宫颈癌筛查 / 子宫颈癌前病变(子宫颈癌)诊治操作前

(1)再次解释 HPV 疫苗接种 / 子宫颈癌筛查 / 子宫颈癌前病变(子宫颈癌)诊治的重要性。

(2)说明要做什么、如何做、可能结果,以及可能需要进一步做哪些评估等。

（3）接受并回答被接种、检查或治疗者提出的问题。

（4）签署知情同意书。

（5）保留接种、检查或治疗者联系方式，以便进一步随访。

2. 疫苗接种 / 子宫颈癌筛查 / 子宫颈癌前病变（子宫颈癌）诊治操作中

（1）在操作过程中，要随时与接种、检查或治疗者进行沟通。

（2）操作时告诉接种、检查或治疗者正在做什么，并告知会用到的器械。

（3）如果可能会引起疼痛或其他不适，应提前告知并适当解释，以降低服务对象的不适感。

3. 疫苗接种 / 子宫颈癌筛查 / 子宫颈癌前病变（子宫颈癌）诊治操作后

（1）详细告知服务对象 HPV 疫苗接种情况，或子宫颈癌筛查 / 子宫颈癌前病变（子宫颈癌）诊治结果，是否存在异常。

（2）对于 HPV 疫苗接种者应告知全程接种的次数和下次接种时间；子宫颈癌筛查异常 / 子宫颈癌前病变（子宫颈癌）者应确定复诊日期，并说明复诊的重要性。

（3）鼓励接种、检查或治疗者提出问题并予以明确的解答。

4. 如需转诊做进一步检查

（1）解释转诊原因，并告知具体的转诊时间、转诊医疗机构和科室。

（2）强调转诊的重要性。

（3）回答检查或治疗者提出的所有疑问。

5. 对 HPV 疫苗接种后 / 子宫颈癌检查结果异常者提供咨询的关键内容 应根据下面的不同情况，提供相应的咨询内容：

（1）HPV 疫苗接种：对于 HPV 疫苗接种后的适龄妇女仍应定期进行子宫颈癌筛查。

（2）子宫颈癌筛查结果异常，进一步介绍后续检查和 / 或治疗的目的和方法。

（3）阴道镜检查结果为可疑癌，进一步介绍后续检查或手术的意义和方法。

（4）明确诊断为子宫颈癌前病变或子宫颈癌，进一步介绍治疗方案和注意事项等。

参 考 文 献

[1] 国务院. 健康中国 2030 规划纲要. 2016.

[2] 马骁. 健康教育学. 北京：人民卫生出版社，2004.

[3] 罗家有，张静. 妇幼健康教育学. 北京：人民卫生出版社，2014.

[4] WHO．Comprehensive cervical cancer control A guide to essential practice. Second edition. Geneva：2014.

[5] 国家卫生健康委员会妇幼健康司. 宫颈癌筛查工作方案. 2021.

[6] WHO.Global strategy to accelerate the elimination of cervical cancer as a public health problem．Geneva，2020.

[7] 赵更力,王临虹. 宫颈癌预防热点50问. 北京：人民卫生电子音像出版社,2022.

第四章

HPV 疫苗接种

第一节 HPV 疫苗的作用机制

一、HPV 疫苗简介

根据疫苗功效的不同，可将 HPV 疫苗分为三类：①预防 HPV 感染的预防性疫苗；②清除原有感染、治疗相关病变的治疗性疫苗；③将不同作用的疫苗联合使用或者将不同靶点融合以达到预防和治疗功效的联合疫苗。目前只有预防性 HPV 疫苗成功上市并广为应用。它主要是以 HPV 病毒衣壳蛋白 L1/L2 为基础研制，可诱导机体产生特异性抗体，达到预防感染的目的；而治疗性疫苗则主要以 HPV 早期基因作为靶点，诱导机体产生特异性的细胞免疫反应，从而使原有感染和相关疾病消退，目前尚在研究中；联合疫苗则期望兼具上述两种特点，也是目前研究的热门之一。

目前，在世界范围内有三类预防性 HPV 疫苗相继上市，包括针对 16、18 型的双价疫苗，针对 HPV6、11、16、18 型的四价疫苗和针对 6、11、16、18、31、33、45、52、58 型的九价疫苗。我国国家食品药品监督管理总局（China Food and Drug Administration，CFDA）共批准五种 HPV 疫苗在我国内地上市，分别为三种双价 HPV 疫苗、一种四价 HPV 疫苗和一种九价 HPV 疫苗，这五种疫苗的基本特点见表 4-1。

二、HPV 疫苗作用机制

以 HPV 病毒的主要衣壳蛋白 L1 为靶点的预防性疫苗是最早研制成功的预防性 HPV 疫苗，主要是通过基因重组的方法将 HPV L1 基因装配在不同的载体中，使其表达 HPV L1 结构蛋白，经过纯化，在一定条件下使其组装为 HPV 病毒样颗粒（virus-like particle，VLP），辅以佐剂得到可诱导机体产生特异性抗体的 VLP 疫苗。VLP 接近于一个天然的病毒衣壳，保持病毒表面的抗原表位，

表 4-1 我国注册的 HPV 疫苗的基本特征

项目	双价 HPV 疫苗（大肠埃希氏菌）	双价 HPV 疫苗（毕赤酵母）	双价 HPV 疫苗（昆虫细胞）	四价 HPV 疫苗（重组酿酒酵母）	九价 HPV 疫苗（重组酿酒酵母）
全球上市时间	-	-	2007 年	2006 年	2014 年
中国上市时间	2019 年	2022 年	2016 年	2017 年	2018 年
预防 HPV 型别	16、18	16、18	16、18	6、11、16、18	6、11、16、18、31、33、45、52、58
预防 HPV 感染相关疾病（中国批准）	HPV16/18 感染引起的子宫颈癌，子宫颈原位腺癌，CIN2/3、CIN1，HPV16/18 持续性感染	HPV16/18 感染引起的子宫颈癌，子宫颈原位腺癌，CIN2/3	HPV16/18 感染引起的子宫颈癌，子宫颈原位腺癌，CIN2/3、CIN1	HPV16/18 感染引起的子宫颈癌，子宫颈原位腺癌，CIN2/3、CIN1	HPV16/18/31/33/45/52/58 感染引起的子宫颈癌，HPV6/11/16/18/31/33/45/52/58 引起的子宫颈原位腺癌，CIN2/3、CIN1，HPV6/11/16/18/31/33/45/52/58 引起的持续感染
接种年龄	9~45 岁（3 剂次）9~14 岁（2 剂次）	9~30 岁（3 剂次）9~14 岁（2 剂次）	9~45 岁（3 剂次）9~14 岁（2 剂次）	9~45 岁（3 剂次）	9~45 岁（3 剂次）

抗原活性几乎与天然的病毒完全一致。由于 VLPs 不含有病毒脱氧核糖核酸（deoxyribonucleic acid，DNA），所以不具有感染性和致癌性，从而保障疫苗的安全性。VLP 刺激机体产生特异性的体液免疫反应，产生特异性中和抗体，从而达到预防相关型别 HPV 感染所致疾病的目的。常用的表达载体有酵母菌、杆状病毒、大肠埃希氏菌、痘病毒等。

第二节　预防性 HPV 疫苗的效果和安全性

HPV 疫苗的评价包括保护作用和安全性两个方面，其中保护作用评价指标分为免疫原性、保护效力和保护效果。同时免疫原性、保护效力、保护效果与安全性也被 WHO 认定为疫苗评价的四大指标，在疫苗的审批与监管过程中发挥着重要的作用。

一、HPV 疫苗保护作用评价

针对已上市的几种 HPV 疫苗开展的大规模的随机、双盲、安慰剂对照的 Ⅱ/Ⅲ 期临床试验在许多国家已经完成，疫苗在真实世界中的保护作用评价数据也陆续发表。

（一）免疫原性

多项研究结果显示，9～45 岁的人群在按照 0、1、6 个月的免疫程序接种 3 剂双价 HPV 疫苗（昆虫细胞）的 1 个月后，抗 HPV16/18 型别的抗体阳转率可达 97.5%～100%。一项在中国开展的 Ⅲ 期开放式免疫桥接研究，9～26 岁女性在完成 3 剂免疫接种程序之后一个月时疫苗所含 HPV 型别的抗体血清阳转率均达到 100%，且 9～19 岁女性的抗体几何平均浓度（geometric mean concentration，GMC）和抗体阳转率均非劣效于 20～26 岁女性。

同样，研究结果显示九价 HPV 疫苗在首剂接种后第 7 个月可诱导 HPV6/11/16/18/31/33/45/52/58 型的免疫应答，不同年龄组（9～15 岁、16～26 岁、27～45 岁）女性接种九价 HPV 疫苗后针对 9 种疫苗 HPV 型别的血清阳转率在 99.2%～100% 之间。我国对于九价 HPV 疫苗的研究共纳入 1 990 名受试者（9～19 岁组 690 人；20～26 岁组 650 人；27～45 岁组 650 人），完成三剂次接种后 1 个月，符合方案人群中，疫苗所含 HPV 型别的血清阳转率均 >99%；9～19 岁组的抗体几何平均滴度（geometric mean titer，GMT）非劣效于 20～26 岁组；27～45 岁组疫苗所含 HPV 型别的血清阳转率非劣效于 20～26 岁组。

两种国产双价疫苗的临床研究也显示有很好的免疫原性，9～45 岁女性接种 3 剂国产双价 HPV 疫苗（大肠埃希氏菌）后，抗体阳转率达 100.0%，且 9～14 岁女性按照 0、6 个月的免疫程序接种 2 剂疫苗的抗体阳转率和几何平均浓度非劣效于 18～26 岁接种 3 剂人群。双价疫苗（毕赤酵母）全程接种后 1 个月，9～17 岁女性 HPV16 和 18 型血清中和抗体 GMT 在数值上均高于 18～30 岁女性，两个年龄段女性 HPV16 和 18 型血清中和抗体阳性率均在 99.77% 以上。

（二）保护效力

相关研究显示，对 15～25 岁且未感染过任一型别 HPV 的健康女性，接种 3 剂（0、1、6 个月）双价 HPV 疫苗（昆虫细胞）后，疫苗对预防 HPV16/18 型相关的 CIN2/3 或 AIS 以及 6 个月持续性感染的保护效力分别为 94.9% 和 94.3%。对 HPV16/18 相关的 6 个月持续性感染和 / 或 CIN1$^+$ 的复合终点的保护效力为 90.5%。

在 16～26 岁女性人群进行四价 HPV 疫苗接种，对于 1 年内完成 3 剂次接种且至完成末次接种后 1 个月未感染疫苗相关型别 HPV 的女性，疫苗对 HPV16/18 相关的 CIN2/3 或 AIS 的保护效力为 98.2%（95% 置信区间：93.5%～99.8%），对 HPV6/11/16/18 相关的 CIN1$^+$ 或 AIS 的保护效力为 96.0%（95% 置信区间：92.3%～98.2%）。在 27～45 岁女性人群中，四价 HPV 疫苗对疫苗相关型别持续感染的保护效力为 80.5%（68.3%～88.6%），对 CIN1$^+$ 的保护效力为 85.8%（52.4%～97.3%）。

另有研究结果提示九价 HPV 疫苗对 9～26 岁女性的 HPV6/11/16/18 相关持续性感染和子宫颈癌的保护效力与四价 HPV 疫苗相当。同时，对于四价 HPV 疫苗中未包含的 HPV31/33/45/52/58 型别，九价 HPV 疫苗也显示出良好的保护效力。九价 HPV 疫苗对 16～26 岁女性的 HPV31/33/45/52/58 相关 CIN2$^+$ 和 6 个月持续感染的保护效力分别为 97.1%（95% 置信区间：83.5%～99.9%）和 96.0%（95% 置信区间：94.6%～97.1%）。

双价 HPV 疫苗（大肠埃希氏菌）对 18～45 岁中国女性的 HPV16/18 相关 CIN2$^+$ 或子宫颈癌的保护效力为 100%（95% 置信区间：55.7%～100.0%），HPV16/18 相关 6 个月持续感染的保护效力为 97.7%（95% 置信区间：86.2%～99.9%）。双价疫苗（毕赤酵母）对 18～30 岁中国女性的 HPV16/18 相关 CIN2/3、AIS 或子宫颈癌的保护效力为 78.9%（95% 置信区间：23.3%～96.1%）。

（三）保护效果

随着 HPV 疫苗在真实世界中应用范围的扩大和使用时间的延长，越来越多的研究证实了接种 HPV 疫苗在预防相关感染、病变及癌症方面的效果。

1. 预防感染方面的保护效果　系统综述和荟萃分析研究纳入了 2007—2014 年间发表的 20 篇相关研究、涵盖 9 个高收入国家和 1.4 亿人，验证了二价和四价 HPV 疫苗在真实世界中的保护效果。结果显示，与接种前相比，13～19 岁和 20～24 岁年轻女性接种双价 HPV 疫苗（昆虫细胞）或四价 HPV 疫苗后，HPV16/18 型的总感染率分别下降 64%（$RR=0.36$，95% 置信区间：0.25～0.53）和 31%（$RR=0.69$，95% 置信区间：0.47～1.01）。其中在女性疫苗接种率高于 50% 的国家中，13～19 岁的年轻女性接种 HPV 疫苗后 HPV16/18 型感染率下降 68%（$RR=0.32$，95% 置信区间：0.19～0.52），HPV31/33/45 型感染减少了 28%（$RR=0.72$，95% 置信区间：0.54～0.96），这表明存在交叉保护。

双价 HPV 疫苗（大肠埃希氏菌）临床验证试验结果显示 18～45 岁女性预防 HPV16/18 六个月以上持续感染的保护效力达到 97.7%，预防 HPV16/18 十二个月以上持续感染的保护效力达到 95.3%。

有研究显示，九价 HPV 疫苗对 16～26 岁女性的 HPV 6/11/16/18 相关持续性感染和子宫颈癌的保护效力与四价 HPV 疫苗相当。对 HPV 31/33/45/52/58 相关的 6 个月及以上子宫颈、阴道、外阴、肛门持续性感染的保护效力为 95.8%。

2. 在预防子宫颈病变 / 子宫颈癌的保护效果　芬兰使用双价 HPV 疫苗（昆虫细胞）10 年后，与未接种女性相比，16～17 岁的接种女性中任一 HPV 型别导致的 $CIN3^+$ 发病率下降了 66%；苏格兰 20 岁女性子宫颈癌筛查结果显示，接种双价 HPV 疫苗（昆虫细胞）的人群中 CIN3 发病率降低了 59%。英格兰研究显示双价 HPV 疫苗（昆虫细胞）在 12～13 岁人群中 $CIN3^+$ 减少了 97%，子宫颈癌减少了 87%。

澳大利亚新南威尔士大学 Kirby 研究所 2018 年发布的研究报告显示，HPV 疫苗接种进入国家免疫计划以来，接受子宫颈癌筛查的澳大利亚女性中高级别病变的检出率呈明显的下降趋势，其中以 20 岁以下年龄组女性的下降幅度最为显著（下降 66%），20～24 岁和 25～29 岁年龄组女性的分别下降 44% 和 11%。

一项基于瑞典人口健康登记数据共纳入超 167 万 10～30 岁女性的真实世界研究显示，接种四价 HPV 疫苗可显著降低子宫颈浸润癌发生风险达 63%（$IRR=0.37$，95% 置信区间：0.21～0.57），其中 17 岁前接种过 HPV 疫苗的女性子宫颈癌发生率下降 88%（$IRR=0.12$，95% 置信区间：0.00～0.34），17～30 岁间接种女性则下降 53%（*IRR*=0.47，95% 置信区间：0.27～0.75）。

双价 HPV 疫苗（大肠埃希氏菌）临床验证试验结果显示 18～45 岁女性预防 HPV16/18 六个月以上持续感染的保护效力达到 97.7%，预防 HPV16/18 十二个月以上持续感染的保护效力达到 95.3%。双价 HPV 疫苗（毕赤酵母）临床验证试验显示对于 18～30 岁健康女性 HPV16 或 18 型相关的 CIN2/3、AIS 及宫颈癌的保护效力达到 78.6%。

研究显示九价 HPV 疫苗对 16～26 岁东亚女性亚组的 HPV 31/33/45/52/58 相关 CIN1$^+$ 的保护效力为 100%。

总体上讲，预防性 HPV 疫苗具有良好的免疫原性，接种后可诱导产生大量抗体，并显著降低 HPV 持续感染和相关疾病的发生风险。

二、疫苗的安全性、副作用和禁忌证

目前上市的 HPV 疫苗均由纯化的 L1 结构蛋白自组装形成 VLP，不具有传染性，也不包含抗生素或防腐剂。预防性 HPV 疫苗的不良反应与流感疫苗、乙肝疫苗等类似，大部分接种对象没有或仅有轻微的不良反应，且短期内可自行缓解，严重的局部或全身性不良反应很少发生。常见的不良反应主要为发热、疲劳、恶心、头痛及接种部位的局部红、肿、热、痛等，偶见眩晕、呕吐、上呼吸道感染及接种部位的过敏、硬结、局部感觉异常等。

目前全球范围内至少已使用 2 亿支四价 HPV 疫苗和 / 或双价 HPV 疫苗（昆虫细胞），大量监测数据证明了疫苗的长期安全性。一项分别在亚洲、欧洲、美洲的 14 个国家 15～25 岁年轻女性（*N*=18 644）中开展的大规模双价 HPV 疫苗（昆虫细胞）Ⅲ期临床试验（随访时间 34.9 个月）和一项在中国 18～25 岁年轻女性（*N*=6 051）中开展的双价疫苗（昆虫细胞）的Ⅲ期临床试验（随访时间 72 个月）均显示，疫苗接种组和安慰剂组在安全性方面没有差异。我国对于接种至少 1 剂九价疫苗的受试者进行安全性随访，通过疫苗接种记录卡收集每剂接种后 1～31 天的安全性数据并进行评估，结果显示，与 20～26 岁对照组相比，9～19 岁小年龄组和 27～45 岁大年龄组的接种部位和全身的不良事件（adverse events，AE）发生率差异均无统计学意义，多数 AE 为轻～中度且短期内可自行缓解，没有疫苗相关的严重不良事件（serious adverse events，SAE）发生。双价 HPV 疫苗（大肠埃希氏菌）和双价 HPV 疫苗（毕赤酵母）在临床验证试验中的不良反应也以轻中度为主。

对 HPV 疫苗上市后的长期监测也显示其具有良好的安全性。美国疾病预防与控制中心（Centers for Disease Control and Prevention，CDC）对 HPV 疫苗进行超过 12 年的上市后监测和研究,其与美国食品药品监督管理局(U.S. Food and Drug Administration,FDA)共同管理的美国疫苗不良事件报告系统自 HPV 疫苗获得批准上市以来持续收到接种 HPV 疫苗后 AE 报告。综合数据分析显示,接种 HPV 疫苗后发生 SAE 较罕见,且未发现新的安全性问题。

出于伦理考虑,所有预防性 HPV 疫苗无法进行临床对照试验以评估 HPV 疫苗接种对妊娠期女性及其子代的影响,但已有多项研究收集了部分女性在未知怀孕情况下接种 HPV 疫苗后的妊娠结局。一项纳入 8 项研究涵盖 12～45 岁女性的系统性综述和荟萃分析显示,与未暴露女性相比,妊娠期暴露于双价 HPV 疫苗(昆虫细胞)或四价 HPV 疫苗不会显著增加自然流产($RR=0.99$,95% 置信区间:0.90～1.08)、死产($RR=1.16$,95% 置信区间:0.71～1.90)、小于胎龄儿($RR=0.96$,95% 置信区间:0.86～1.07)、早产($RR=1.04$,95% 置信区间:0.91～1.18)或胎儿先天发育异常($RR=1.18$,95% 置信区间:0.97～1.43)等不良妊娠结局风险。双价 HPV 疫苗(大肠埃希氏菌)在临床验证试验中有 8 例妊娠期意外接种本品并未发生妊娠结局和新生儿健康状况的异常,而双价 HPV 疫苗(毕赤酵母)在临床验证试验中有 212 例妊娠期意外接种本品并未发生妊娠结局和新生儿健康状况的不良影响。但目前在妊娠妇女中收集到的有限数据(包括妊娠登记资料、流行病学研究和临床试验期间的意外妊娠)尚不足以判断接种本品后是否导致发生不良妊娠(包括自然流产)的风险。因此建议妊娠期间应避免接种本品。若女性已经或准备妊娠,建议推迟或中断接种程序,至完成分娩并哺乳期结束后再进行接种或完成剩余剂次接种。

非临床研究中的血清学数据表明,大鼠哺乳期间 HPV-16 和 HPV-18 的抗体可通过乳汁分泌。在临床试验中,尚未观察 HPV 疫苗诱导的抗体经母乳分泌情况。由于许多药物可经母乳分泌,因此,哺乳期妇女接种 HPV 疫苗时应谨慎。

此外,已有相关研究评估 HPV 疫苗在免疫缺陷人群中的安全性。一项纳入 873 例受试者的随机化对照Ⅳ期临床研究显示,HIV 感染者接种双价 HPV 疫苗(昆虫细胞)或四价 HPV 疫苗后不良反应与产品说明书一致,除一例免疫性血小板减少性紫癜外,其余 SAE 均被认为与疫苗接种无关。另一项在系统性红斑狼疮患者中进行的病例对照研究显示,患者组与健康受试者组接种四价 HPV 疫苗后的不良事件发生率无显著差异,最常见的不良反应为注射部位发红与疼痛,程度轻微,且在 12 天内自行消退。以上研究提示,HPV 疫苗在免疫缺陷人群中安全性良好,暂未发现新的安全性信号。

第三节 HPV 疫苗的免疫策略

一、HPV 疫苗的目标人群和接种程序

（一）目标人群

WHO 在 2022 年 12 月更新的立场文件中确认子宫颈癌和其他 HPV 相关疾病在全球公共卫生问题中的重要性，并再次建议应将 HPV 疫苗纳入国家免疫规划。因此提出为预防子宫颈癌，建议 9～14 岁未发生性生活的女性作为主要目标人群，15 岁以上的女性或男性为次要目标人群。目前已有 125 个国家将 HPV 疫苗纳入国家免疫规划。

目前，HPV 疫苗在我国尚属于非国家免疫规划疫苗，即由公民自愿接种。为使 HPV 疫苗接种工作适应我国现状，且在条件有限的情况下实现接种效益最大化，免疫接种重点目标人群的选择应综合考虑多方面因素。

首先，由于性行为是 HPV 感染的重要危险因素，在未发生性生活的女性中接种 HPV 疫苗将获得最佳预防效果，因此 WHO 建议各国在制定免疫接种策略时需充分考虑本国女性初始性行为年龄情况。我国 2000—2015 年四次全国总人口抽样调查显示，多性伴、早期性行为等均呈上升趋势，现阶段我国青少年首次性行为的流行病学证据是 HPV 疫苗接种重点人群的重要参考。

其次，社会经济发展水平是国家和地区制定免疫规划策略的重要影响因素之一，各个国家应根据实际情况评估目标人群进行 HPV 疫苗接种的成本效益。最后，接种可行性和可及性也是接种目标人群选择的影响因素之一。多国经验显示，基于学校的免疫规划可提升疫苗接种的公平性和可行性，使 HPV 疫苗惠及更多年轻女性。

综上所述，9～14 岁女孩是全球各指南或共识文件中的主要推荐人群，但不同国家地区的常规接种中覆盖的具体年龄不尽相同。将 HPV 疫苗纳入国家计划免疫是提高主要目标人群 HPV 疫苗接种率的有效手段，建议我国各相关部门共同努力，积极创造条件，逐步将 HPV 疫苗纳入免疫规划程序，并开展以学校为中心的多部门合作的子宫颈癌一级预防工作模式。考虑我国国情、成本效益、受众接受度、组织管理可操作性及可行性，对于我国有条件地区提供免费接种时，建议将 13～14 岁女孩作为 HPV 疫苗接种的优先推荐人群。

对已经发生性行为的妇女，研究实验表明接种疫苗也有很好的保护作用，且无需在接种 HPV 疫苗前进行 HPV 检测。

（二）HPV 疫苗免疫程序

世界各国根据本国实际情况和年龄阶段，HPV 疫苗免疫接种程序略有不同。9～14 岁目标人群多采用 2 剂次接种（0、6 个月），≥15 岁者采用 3 剂次接种程序（第 0、1～2、6 个月）。

WHO 于 2022 年发布的 HPV 疫苗立场文件（更新版）中推荐对 9 岁及以上的首要目标人群以及年龄更大的次要目标人群采用 2 剂次接种，2 剂之间至少间隔 6 个月，如果考虑项目规划、实施效率和可及性的原因 2 剂之间可以间隔 12 个月或者更长时间（最长 3 年或 5 年），同时对于 9～20 岁女孩和男孩推荐一剂次接种。即 9～14 岁女孩和 15～20 岁女性可以采用 1 剂次或 2 剂次接种，21 岁及以上女性采用 2 剂次接种，两剂之间至少间隔 6 个月。

由于目前我国接种 HPV 疫苗人数以及相关研究有限，小年龄组的数据尤其缺乏，HPV 疫苗接种程序主要参考我国国家药品监督管理局审批注册的建议。根据 HPV 疫苗接种说明书，我国注册的 HPV 疫苗推荐免疫程序见表 4-2。

表 4-2　我国注册的 HPV 疫苗推荐免疫程序

项目	双价 HPV 疫苗（大肠埃希氏菌）	双价 HPV 疫苗（毕赤酵母）	双价 HPV 疫苗（昆虫细胞）	四价 HPV 疫苗（重组酿酒酵母）	九价 HPV 疫苗（重组酿酒酵母）
接种对象	9～45 岁女性	9～30 岁女性	9～45 岁女性	9～45 岁女性	9～45 岁女性
接种方案	推荐于 0、1 和 6 个月分别接种 1 剂次，共接种 3 剂，每剂 0.5ml 对 9～14 岁女性可以 0、6 个月分别接种 1 剂次（间隔不小于 5 个月），每剂 0.5ml	推荐于 0、2 和 6 个月分别接种 1 剂次，共接种 3 剂，每剂 0.5ml 对 9～14 岁女性可以 0、6 个月分别接种 1 剂次（间隔不小于 5 个月），每剂 0.5ml	0、1 和 6 个月分别接种 1 剂次，共接种 3 剂，每剂 0.5ml 对 9～14 岁女性可以 0、6 个月分别接种 1 剂次（间隔不小于 5 个月），每剂 0.5ml	推荐于 0、2 和 6 个月分别接种 1 剂次，共接种 3 剂，每剂 0.5ml	推荐于 0、2 和 6 个月分别接种 1 剂次，共接种 3 剂，每剂 0.5ml
接种方式	肌内注射	肌内注射	肌内注射	肌内注射	肌内注射
接种部位	首选接种部位为上臂三角肌	首选接种部位为上臂三角肌	首选接种部位为上臂三角肌	首选接种部位为上臂三角肌	首选接种部位为上臂三角肌

续表

项目	双价 HPV 疫苗（大肠埃希氏菌）	双价 HPV 疫苗（毕赤酵母）	双价 HPV 疫苗（昆虫细胞）	四价 HPV 疫苗（重组酿酒酵母）	九价 HPV 疫苗（重组酿酒酵母）
其他	第 2 剂可在第 1 剂之后的 1~2 个月之间接种，第 3 剂可在第 1 剂后的第 5~8 个月内接种	第 2 剂可在第 1 剂后的 2~3 个月内接种，第 3 剂可在第 1 剂后的 6~7 个月内接种	第 2 剂可在第 1 剂后 1~2.5 个月之间接种，第 3 剂可在第 1 剂后 5~12 个月之间接种	首剂与第 2 剂的接种间隔至少为 1 个月，而第 2 剂与第 3 剂的接种间隔至少为 3 个月。所有 3 剂应在一年内完成	首剂与第 2 剂的接种间隔至少为 1 个月，而第 2 剂与第 3 剂的接种间隔至少为 3 个月。所有 3 剂应在一年内完成

二、HPV 疫苗在高危、特殊人群中的使用

（一）高危行为人群

对于有高危行为如初次性行为过早、多性伴或性伴多性伴、多产、性传播疾病者、吸烟、长期口服避孕药等适龄女性，建议尽早接种 HPV 疫苗。

（二）妊娠期与哺乳期女性

1. 妊娠期女性 由于伦理原因，评估 HPV 疫苗接种对妊娠期女性及其子代的影响的临床研究无法开展，但已有多项研究提示与安慰剂组或对照疫苗组相比，部分女性在未知怀孕情况下接种 HPV 疫苗后，其妊娠结局或胎儿发育方面均未发现有特别的安全性问题。但由于缺乏直接证据，为安全起见，不推荐妊娠期女性接种 HPV 疫苗。若近期准备妊娠，建议推迟至分娩后再行接种。若接种后发现妊娠，应暂停接种剩余剂次，待分娩后再完成全程剂次的接种；已完成接种者，不必因为接种疫苗而终止妊娠。

2. 哺乳期女性 从现有证据来看，哺乳期女性接种 HPV 疫苗后，母亲和婴儿发生疫苗相关不良事件的风险并未升高。此外，目前临床试验尚未观察到血清 HPV 抗体经母乳分泌。但鉴于多种药物可经母乳分泌，且哺乳期女性接种 HPV 疫苗的安全性研究数据尚不充分，因此，慎重推荐哺乳期女性接种 HPV 疫苗。

（三）HPV 感染或细胞学检查异常女性

有研究显示，HPV 疫苗对既往疫苗覆盖型别 HPV 的再感染（一过性或持续性 HPV 感染）及细胞学异常的女性具有显著保护效力。在 16~26 岁既往感染

疫苗型别 HPV（血清 HPV 抗体阳性而子宫颈 HPV DNA 阴性）的女性中，四价 HPV 疫苗对疫苗覆盖型别 HPV 再感染或其他未感染疫苗型别 HPV 所致 CIN1$^+$ 的保护效力达 100%。在 16～26 岁已感染疫苗型别 HPV 的女性中，九价 HPV 疫苗对覆盖型别中其他未感染型别所致的 CIN2$^+$ 的保护效力为 91.1%。在 16～26 岁初始细胞学检查异常的女性中，九价 HPV 疫苗对 HPV31/33/45/52/58 的 6 个月持续感染的保护效力为 94.6%。

因此，无论是否存在 HPV 感染或细胞学检查异常，对适龄女性均建议接种 HPV 疫苗，接种之前无需常规行细胞学检查或 HPV 检测。

（四）下生殖道癌前病变 / 癌治疗史人群

研究显示既往下生殖道 HSIL 的女性在治疗后仍可能再次发生 HPV 感染或感染持续存在。另一项意大利前瞻性随机对照研究对 45 岁以下曾接受 HPV 相关疾病治疗且入组时 HPV 检测、细胞学检查及阴道镜检查均呈阴性的女性进行至少为期 3 年的随访，结果显示，术后接种四价 HPV 疫苗的女性复发率显著低于术后未接种的女性（3.4% vs. 13.5%，P=0.027 9）。既往子宫颈病变患者手术治疗后接种 HPV 疫苗可诱导产生大量抗体，有效防止因现有 HPV 感染部位的传播或新的 HPV 暴露所导致的新发上皮感染，从而避免下生殖道疾病的复发。

基于以上证据，对于既往 HSIL 接受过消融或切除性治疗的适龄女性仍建议接种 HPV 疫苗。对于子宫颈癌治疗后接种 HPV 疫苗是否获益目前尚需进一步研究证实。

（五）遗传易感人群

个体遗传特征决定肿瘤的易感性。Hemminki 等收集瑞典国家癌症数据库 1958—1994 年间的子宫颈原位癌和子宫颈浸润癌数据，评估子宫颈癌家族相关危险度（familial relative risk，FRR）分别为 1.8 和 2.3，提示遗传因素可能导致对 HPV 的易感性，进而影响子宫颈癌的发生和发展。瑞典人群和中国人群的全基因组遗传变异关联性研究（genome-wide association study，GWAS）分析已发现 *HLA-DPB2*、*EXOC1* 和 *GSDMB* 等基因突变与子宫颈癌易感性显著相关。

基于以上证据，优先推荐遗传易感位点变异的适龄女性接种 HPV 疫苗。建议遗传易感人群在首次性行为之前接种，即使性暴露后亦应尽早接种。

（六）免疫功能低下人群

1. HIV 感染者　由于 HIV 将人体免疫系统 CD4$^+$T 细胞作为攻击目标，因此 HIV 感染者发生子宫颈癌等因感染导致的恶性肿瘤风险将会显著上升。一项荟萃分析显示,HIV 感染者患子宫颈癌的标准化发病率比为 5.82(95% 置信区间:2.98~11.3)。目前有关 HIV 感染者接种 HPV 疫苗的安全性和免疫原性的信息较为有限,有关 HPV 疫苗 3 剂次接种程序用于血清 HIV 阳性的女性、男性及 7~12 岁感染 HIV 儿童的数据显示,这些人群接种 HPV 疫苗是安全的。无论 HIV 阳性者是否正在接受抗反转录病毒治疗,其接种 HPV 疫苗后的血清阳性率与 HIV 阴性受种者相当。一项纳入 279 例 9 岁以上 HIV 女性感染者的研究显示,接种四价 HPV 疫苗可显著降低疫苗覆盖型别 HPV 的持续感染发生率。

因此,建议 HIV 感染的适龄女性优先接种 HPV 疫苗。

2. 自身免疫性疾病患者 自身免疫性疾病包括桥本甲状腺炎、系统性红斑狼疮、风湿性关节炎、结缔组织病、干燥综合征、白塞综合征等。有研究显示 18~35 岁系统性红斑狼疮女性接种四价 HPV 疫苗后安全性良好,疫苗相关型别的抗体应答率可达 76%~95%。建议患有自身免疫性疾病的适龄女性接种 HPV 疫苗。

3. 糖尿病、肾衰竭接受血液透析患者 糖尿病患者免疫力会随血糖升高而下降,其对于 HPV 持续感染及相关疾病发生风险的影响尚无明确结论,但有基于瑞典和丹麦国家人口登记记录的研究提示,在患有糖尿病的妇女中观察到 CIN2+ 以及子宫颈癌发生风险增加。因此,推荐患有 1 型和 2 型糖尿病的适龄女性接种 HPV 疫苗。

对于患有慢性肾脏病(chronic kidney disease,CKD)或肾衰竭患者,已有研究评估其进行 HPV 疫苗接种的免疫应答水平。一项纳入 57 例 9~21 岁 CKD、血液透析和肾移植患者的四价 HPV 疫苗研究显示,CKD 组和透析组患者对 HPV6/11/16/18 抗体应答率均为 100%;肾移植组患者抗体应答率为 50%~75%。建议肾衰竭接受血液透析的适龄女性在病情允许时接种 HPV 疫苗。

4. 器官／骨髓移植后长期服用免疫抑制剂患者 移植患者长期服用免疫抑制剂,此类人群接种 HPV 疫苗的抗体应答率低于正常人群。一项纳入 50 例女性器官移植患者(包括肾、肺、心、肝)的前瞻性队列研究显示,器官移植患者接种四价 HPV 疫苗安全性好,末剂接种一个月后疫苗相关型别抗体应答率为 52.6%~68.4%;与移植 1 年后接种相比,移植 1 年内接种 HPV 疫苗呈低免疫反应(85.2%:54.5%),结果提示移植 1 年后接种 HPV 疫苗更为有利。

对于此类人群的 HPV 疫苗接种的推荐,建议临床医生与患者共同探讨,根据疾病轻重差别给予个体化建议。

三、HPV 疫苗联合接种

（一）HPV 疫苗与其他常规疫苗联合接种

目前有多项旨在评估 HPV 疫苗与其他疫苗联合接种免疫原性与安全性的相关研究。一项系统性回顾研究显示，当 HPV 疫苗与其他疫苗，例如脑膜炎球菌疫苗或与百白破联合疫苗联合接种时，产生的免疫反应无显著差异，且联合接种组的局部和全身不良事件未出现显著增加，提示联合接种的耐受性良好。另一项纳入 13 篇研究涵盖 11 657 名参与者的系统性综述和荟萃分析结果显示，在 9～25 岁人群中，HPV 疫苗和其他常规疫苗联合接种不会影响疫苗的免疫反应。安全性方面，四价 HPV 疫苗和九价 HPV 疫苗与其他疫苗联合接种的局部不良事件发生率略高于不同时接种的人群，但总体安全性可以接受。虽然已有相关数据积累，但总体而言 HPV 疫苗与其他疫苗联合接种的研究还较为有限，因此 WHO 及各个国家或地区的指南对于联合接种仍多持谨慎态度。由于我国国内尚未进行 HPV 疫苗与其他疫苗联合接种的临床试验，因此在疫苗有效性、免疫原性和安全性上缺乏临床证据，建议谨慎进行 HPV 疫苗与其他疫苗的联合接种。

（二）HPV 疫苗与新型冠状病毒疫苗同时接种

目前已获批上市的新型冠状病毒疫苗主要包括灭活疫苗、mRNA 疫苗、腺病毒载体疫苗以及重组蛋白疫苗。由于新型冠状病毒疫苗研发时间较短，暂时缺少新型冠状病毒疫苗与其他疫苗同时接种的相关研究数据，但非新型冠状病毒疫苗接种的广泛经验提示，疫苗同时接种时，其免疫原性和不良事件发生率与单独接种时基本相似。

WHO 建议新型冠状病毒疫苗（包括灭活疫苗、mRNA 疫苗、腺病毒载体疫苗）的接种与其他疫苗接种应至少间隔 14 天。出于谨慎，我国目前不建议同时接种新型冠状病毒疫苗和 HPV 疫苗，新型冠状病毒疫苗的接种应与其他疫苗的使用至少间隔 14 天，以尽量减少非预期的相互影响，同时密切观察疫苗接种后的反应。

四、HPV 疫苗的接种策略

HPV 疫苗的接种策略包括接种对象知情同意和选择、常规接种、群体性接种、基于学校的疫苗接种活动等。根据 WHO 的建议以及国外推广 HPV 疫苗的经验，HPV 疫苗的接种主要包括依托于医院等卫生保健机构和医院以外的机构场所两种途径，而更多地采用医疗保健机构和其他场所相结合的策略。其他场所主要包括学校等以外的场所等。

综合各个国家和地区的接种指南和专家共识，均推荐对不同年龄段的目标人群实行不同的接种策略，以获得成本效益最大化。我国应在参考全球 HPV 疫苗免疫规划型指南或推荐文件的基础上，充分结合中国的人群流行病学证据、社会经济水平、免疫规划系统现状等因素，研究既可以达到较高的疫苗覆盖率，同时又符合我国国情的 HPV 疫苗接种策略，制定出适合我国国情的 HPV 疫苗应用推荐或指南。

目前在我国 HPV 疫苗属于非免疫规划疫苗，推荐接种的年龄范围为 9～45 岁女性，重点为 9～14 岁女孩。

大众宣传和健康教育非常重要。建议采用以学校为主、社区和医疗卫生机构为辅的 HPV 疫苗接种宣传动员策略，尽可能多地覆盖在校生和校外适龄女性。在知情同意的前提下由有资质的接种单位提供 HPV 疫苗接种服务。

对于 9～14 岁首要目标人群，可依托学校和校医加强宣传，动员目标人群到具备接种资质的单位接种 HPV 疫苗，接种单位做好预防接种知情同意、接种登记和接种情况报告工作，并且要确保疫苗的储存运输、使用管理符合《预防接种工作规范》的要求。

五、健康教育和知情选择

关于子宫颈癌防控一级预防措施中的健康教育和咨询在第三章已进行了阐述。同样，在 HPV 疫苗预防接种工作中，应重点做好预防接种相关人员的动员和健康教育工作，包括政府及项目管理人员、医务人员、接种适宜人群及青少年的监护人等，使其充分了解 HPV 疫苗接种的重要性以及相关接种知识，使其对 HPV 疫苗接种形成科学、理性的认识，提高公众接种疫苗的主动性与积极性。通过健康教育和咨询，帮助公众缓解和消除其对疫苗安全性的顾虑，提升公众对预防接种工作的满意度，提高公众对于接种 HPV 疫苗的参与度，促进 HPV 疫苗接种工作的全面、健康、有序开展。

此外，疫苗接种工作人员在目标人群进行接种前应询问其健康状况，并对其进行评估，了解其是否存在接种禁忌证。同时进行充分的知情同意，告知疫苗的效用、可能的不良反应及接种注意事项。同时，也务必告知 HPV 疫苗接种后仍存在子宫颈癌患病的风险，仍需要定期进行子宫颈癌筛查。

第四节　HPV 疫苗接种服务

一、HPV 疫苗接种单位及设立条件

按照《疫苗管理法》要求，应到在卫生健康主管部门备案的、符合条件的接种单位接种 HPV 疫苗，具体接种单位可咨询当地卫生健康主管部门。

HPV 疫苗接种单位设立条件如下：

1. 具有医疗机构执业许可证，包括公立的医疗机构和非公立的医疗机构。

2. 接种人员应当具有医师、护士或者乡村医生的资格，这些人员需要经过县级人民政府卫生健康主管部门组织的预防接种专业培训并考核合格。

3. 具有符合疫苗储运管理规范的冷藏设施和设备以及冷藏保管制度。

符合条件的医疗机构可以承担 HPV 疫苗接种工作，并报颁发其医疗机构执业许可证的卫生健康主管部门备案。

二、HPV 疫苗流通

HPV 疫苗由各省、自治区、直辖市通过省级公共卫生资源交易平台组织采购。疫苗上市许可持有人应按照采购合同约定向疾病预防控制机构供应疫苗。疾病预防控制机构按照规定向接种单位供应疫苗。疾病预防控制机构以外的单位和个人不得向接种单位供应疫苗。

疫苗配送应遵守疫苗储存运输管理规范，冷链储存运输应当符合要求。储存运输全过程应处于规定的温度环境，并定时监测、记录温度。疾病预防控制机构、接种单位接收或购进疫苗时，应当索取本次运输储存全过程温度监测记录，并保存至疫苗有效期满后不少于 5 年备查。疾病预防控制机构、接种单位应建立疫苗定期检查制度并如实记录处置情况，处置记录应保存至疫苗有效期满后不少于 5 年备查。

三、HPV 疫苗接种流程

（一）接种前对受种者或其监护人告知、询问

HPV 疫苗接种前，对受种者或其监护人利用多种形式进行告知，告知内容包括接种 HPV 疫苗的品种、作用、禁忌、不良反应、现场留观等注意事项，还应当告知费用承担、预防接种异常反应补偿方式，并如实记录告知情况。

（二）接种前询问受种者健康状况

询问受种者健康状况以及是否有接种禁忌等情况，综合判断健康状况和接种禁忌并如实记录。有接种禁忌不能接种的，由医疗卫生人员向受种者或其监护人提出医学建议并如实记录，负责预防接种的医疗卫生人员根据医学建议实施接种或不实施接种。

受种者或其监护人应当如实提供受种者的健康状况、接种禁忌等情况。

（三）接种实施时做到"三查七对"

HPV 疫苗接种时，医疗卫生人员要做到"三查七对"，做到受种者、预防接种证和疫苗信息相一致，确认无误后方可实施接种。"三查"包括：一是检查受种者健康状况和核查接种禁忌，需要检查受种者体温、接种部位皮肤等状况，核查受种者或其监护人报告的接种禁忌；二是查对预防接种证，查对预防接种证受种者和接种疫苗等信息，同时与预防接种信息系统等核对疫苗和接种相关信息；三是检查疫苗、注射器的包装和外观是否正常，检查疫苗批号，检查疫苗和注射器是否在有效期内。"七对"是指核对受种者的姓名、年龄和所接种疫苗的品名、规格、剂量、接种部位、接种途径。

（四）HPV 疫苗接种后留观

为确保受种者在可能出现晕厥、过敏性反应等疑似预防接种异常反应时能够得到及时处置，按照预防接种相关工作规范的规定，受种者接种后要在接种单位留观 30 分钟。受种者在接种单位出现不良反应的，医疗卫生人员应及时采取救治措施。承担接种工作的医疗卫生人员需接受预防接种不良反应就诊培训，在接种单位备有紧急救治的药物，必要时转院救治。

四、HPV 疫苗接种记录

医疗卫生人员实施 HPV 疫苗接种时，应当按照国家卫生健康主管部门的规定，记录疫苗接种的相关信息，包括疫苗品种、上市许可持有人、最小包装单位的识别信息、有效期、接种时间、实施接种的医疗卫生人员、受种者等接种信息。接种记录要保证真实、准确、完整，满足接种信息可追溯、可查询要求。已实现预防接种信息化系统的接种单位，通过电子化手段保存接种记录；暂未实现信息化管理的接种单位，通过预防接种登记卡（簿）等登记接种记录。疫苗接种记录（附录 2-6）在接种单位应当保存至疫苗有效期满后不少于 5 年备查。

五、HPV 疫苗疑似预防接种异常反应监测与处置

疑似预防接种异常反应是指在预防接种后发生的怀疑与预防接种有关的反

应或事件。疑似预防接种异常反应不等同于异常反应。异常反应是指合格的疫苗在实施规范接种过程中或实施规范接种后造成受种者机体组织器官、功能损害，相关各方均无过错的药品不良反应。

医疗机构、接种单位、疾病预防控制机构、药品不良反应监测机构、疫苗生产企业及其执行职务的人员为疑似预防接种异常反应的责任报告单位和报告人。

疑似预防接种异常反应报告实行属地化管理。责任报告单位和报告人发现属于报告范围的疑似预防接种异常反应（包括接到受种者或其监护人的报告）后应当及时向受种者所在地的县级卫生行政部门、药品监督管理部门报告。发现怀疑与预防接种有关的死亡、严重残疾、群体性疑似预防接种异常反应、对社会有重大影响的疑似预防接种异常反应时，责任报告单位和报告人应当在发现后2小时内向所在地县级卫生行政部门、药品监督管理部门报告；县级卫生行政部门和药品监督管理部门在2小时内逐级向上一级卫生行政部门、药品监督管理部门报告。有网络直报条件的接种单位应当直接通过中国免疫规划信息管理系统进行网络报告；不具备网络直报条件的，应当由县级疾病预防控制机构代报。

应严格按照《全国疑似预防接种异常反应监测方案》要求，做好HPV疫苗疑似预防接种异常反应监测报告、调查诊断、处置等工作。调查诊断结论必须由调查诊断专家组做出，任何个人不得做出异常反应诊断结论。对调查诊断结论有争议的，可以根据《预防接种异常反应鉴定办法》申请鉴定。

参 考 文 献

[1] WHO. Human papillomavirus vaccines: WHO position paper（2022 update）No 50，2022，97：645-672.

[2] 中华医学会妇科肿瘤学分会，中国优生科学协会阴道镜和子宫颈病理学分会. 人乳头瘤病毒疫苗临床应用中国专家共识. 中国妇产科临床杂志，2021，22（2）：225-234.

[3] 中华预防医学会疫苗与免疫分会. 子宫颈癌等人乳头瘤病毒相关疾病免疫预防专家共识. 中华预防医学杂志，2019，53（8）：761-803.

[4] ARTEMCHUK H，ERIKSSON T，POLJAK M，et al. Long-term Antibody Response to Human Papillomavirus.Vaccines: Up to 12 Years of Follow-up in the Finnish Maternity Cohort. J Infect Dis, 2019，219（4）：582-589.

[5] REINHOLDT K，THOMSEN LT，MUNK C，et al. Incidence of human papillomavirus-related anogenital precancer and cancer in women with diabetes: A nationwide registry-based cohort study. Int J Cancer，2021，148（9）：2090-2101.

[6] LI Y，ZHU P，WU M，et al. Immunogenicity and safety of human papillomavirus vaccine coadministered with other vaccines in individuals aged 9-25 years：A systematic review and meta-analysis. Vaccine，2020，38（2）：119-134.

[7] 徐小倩，由婷婷，胡尚英，等. 全球人乳头瘤病毒疫苗接种指南制定现状的系统综述. 中华医学杂志，2021，101（24）：1890-1898.

[8] NYGARD M，HANSEN BT，KJAER SK，et al. Human papillomavirus genotype-specific risks for cervical intraepithelial lesions. Hum Vaccin Immunother，2021，17（4）：972-981.

[9] LEI J，PLONER A，ELFSTRÖM KM，et al. HPV Vaccination and the Risk of Invasive Cervical Cancer. N Engl J Med，2020，383（14）：1340-1348.

[10] PIERALLI A，BIANCHI C，AUZZI N，et al. Indication of prophylactic vaccines as a tool for secondary prevention in HPV-linked disease. Archives of gynecology and obstetrics，2018，298（6）：1205-1210.

[11] WHO. Meeting of the Strategic Advisory Group of Experts on Immunization，April，2022.

[12] FALCARO M，CASTAÑON A，NDLELA B，et al. The effects of the national HPV vaccination programme in England，UK，on cervical cancer and grade 3 cervical intraepithelial neoplasia incidence：a register-based observational study. Lancet，2021，398（10316）：2084-2092.

[13] NAUD PS，ROTELI-MARTINS CM，DE CARVALHO NS，et al. Sustained efficacy，immunogenicity，and safety of the HPV-16/18 AS04-adjuvanted vaccine：Final analysis of a long-term follow-up study up to 9.4 years post-vaccination. Human vaccines & immunotherapeutics，2014，10（8）：2147-2162.

[14] ZHU FC，CHEN W，HU YM，et al. Efficacy，immunogenicity and safety of the HPV-16/18 AS04-adjuvanted vaccine in healthy Chinese women aged 18-25 years：Results from a randomized controlled trial. International Journal of Cancer，2014，135（11）：2612-2622.

[15] ZHAO FH，TIGGELAAR SM，HU SY，et al. A multi-center survey of age of sexual debut and sexual behavior in Chinese women：suggestions for optimal age of human papillomavirus vaccination in China. Cancer Epidemiol，2012，36（4）：384-390.

[16] ZHU FC，HU SY，HONG Y，et al. Efficacy，immunogenicity and safety of the HPV-16/18 AS04-adjuvanted vaccine in Chinese women aged 18-25 years：event-triggered analysis of a randomized controlled trial. Cancer Medicine，2017，6（1）：12-25.

[17] SCHILLER JT，MULLER M. Next generation prophylactic human papillomavirus vaccines. The Lancet Oncology，2015，16（5）：e217-e225.

[18] JOURA EA，GIULIANO AR，IVERSEN OE，et al. A 9-valent HPV vaccine against infection and intraepithelial neoplasia in women. N Engl J Med，2015，372（8）：711-723.

[19] HEMMINKI K，LI X，SUNDQUIST J，et al. Risk of Cancer Following Hospitalization for Type 2 Diabetes. Oncologist，2010，15（6）548-555.

[20] MCCLYMONT E，LEE M，RABOUD J，et al. The Efficacy of the Quadrivalent Human

Papillomavirus Vaccine in Girls and Women Living With Human Immunodeficiency Virus. Clin Infect Dis，2019，68（5）：788-794.

[21] Grulich AE，Leeuwen MT，Falster MO，et al. Incidence of cancers in people with HIV/AIDS compared with immunosuppressed transplant recipients：a meta-analysis. Lancet，2007，370 （9581）：59-67.

[22] WHO.Comprehensive cervical cancer control-A guide to essential practice Second edition. Geneva：WHO Press，2014.

[23] 广东省预防医学会宫颈癌防治专业委员会. 消除子宫颈癌之 HPV 疫苗应用广东专家共识. 中国医师杂志，2021，23（9）：1303-1315.

[24] 国家卫生健康委疾病预防控制局. 全国疑似预防接种异常反应监测方案. 2010.

[25] 国家卫生健康委员会. 预防接种异常反应鉴定办法，中华人民共和国卫生部令（第 60 号）.2008.

[26] 中华人民共和国中央人民政府. 中华人民共和国疫苗管理法. 2019.

[27] 国家卫生健康委员会.《预防接种工作规范（2016 年版）》. 2016.

第五章

子宫颈癌筛查

第一节　子宫颈癌筛查方法

一、子宫颈癌筛查概述

（一）子宫颈癌筛查定义及形式

1. 子宫颈癌筛查定义　是应用科学、经济、简便、可及和可行的方法最大限度地对适龄女性进行定期筛查，尽早发现潜在可能患有子宫颈癌前病变和早期子宫颈浸润癌的异常者，并对其进行随访及进一步的诊断和治疗。

2. 子宫颈癌筛查形式　包括组织性筛查和机会性筛查。组织性筛查是利用现有资源最大限度地对尽可能多的目标人群进行有组织的检查，通常是通过项目的形式在国家或地方层面，有组织、有计划地对适龄女性进行普遍性筛查，是目前子宫颈癌筛查最主要及有效的筛查形式。机会性筛查指当女性患者由于其他原因到医疗机构就诊时，医务人员在诊疗中推荐进行子宫颈癌筛查或由患者本人主动提出的筛查，是子宫颈癌筛查的补充形式。

（二）子宫颈癌筛查的重要性

子宫颈癌筛查是重要的子宫颈癌防控二级预防措施，其目的是早期发现、早期诊断以及早期治疗子宫颈癌前病变和早期子宫颈浸润癌。即通过定期筛查，早期发现子宫颈癌高危人群；对筛查发现的异常者加强追踪随访和进一步检查，及早诊断子宫颈癌前病变和早期子宫颈癌；并进行及时和规范的治疗，阻断病情向子宫颈浸润癌或疾病后期发展。高质量的子宫颈癌筛查是WHO提出的加速消除子宫颈癌全球战略的重要举措之一，通过全社会动员，各部门协调合作，对于适龄女性开展适宜的子宫颈癌筛查并及时干预，可以降低子宫颈癌的发生风险和死亡率，最终实现消除子宫颈癌和提高妇女健康的目标。

二、子宫颈癌筛查方法

目前常用的子宫颈癌筛查方法包括高危型 HPV 核酸检测和细胞学检查，具体原理和特点见表 5-1，取材方法见附录 3。HPV 核酸检测和细胞学检查既可以用于子宫颈癌初筛，也可以作为初筛后异常分流检查的方法。此外，分流检查方法除上述两种外，醋酸/鲁氏碘液目视检查（VIA/VILI）目前也主要作为分流方法之一。随着研究的不断深入，免疫细胞组织化学技术，DNA 甲基化标志物检测等方法也开始作为初筛后分流检查方法应用于临床中。

表 5-1 子宫颈癌筛查方法特点比较

筛查方法特性	细胞学检查	HPV 检测
检测原理	观察子宫颈脱落细胞形态学改变	主要是对 HPV DNA 和 mRNA 进行分子生物学检测
灵敏度和特异度（检测 CIN2$^+$）	灵敏度 53%~81%；特异度>90%	灵敏度 90%~97%；特异度为 85%
检查结果	NILM、ASC-US、LSIL、ASC-H、HSIL、SCC、AGC-NOS、AGC-FN、AIS、ADCA 等	高危型 HPV 阳性或阴性，分型或不分型
结果可重复性	主观性较强，可重复性较差，取样、制片和诊断过程中影响因素繁多	较客观，可重复性好，受人为因素影响较小
检测形式	逐例检查	批量检测
培训难易程度	培训难度较大	需要一定实验检测基础。根据方法不同，培训难易程度不同
设备	实验室通风良好，双目光学显微镜、专业制片、染色设备，标本储存装置	一般需要标准实验室及相应的检测设备

（一）细胞学检查

子宫颈细胞学检查包括子宫颈细胞学样本采集、标本制备和阅片。目前子宫颈细胞学主要包括传统细胞学［巴氏涂片（Pap Smear）］或液基细胞学（liquid-based cytology，LBC）。制作细胞学涂片经过固定、染色、封片后由细胞病理学医生在光学显微镜下判读并出具报告。

细胞学判读采用子宫颈细胞学贝塞斯达报告系统（the Bethesda system，TBS），判读结果总体分为三大类：未见上皮内病变细胞或恶性细胞（negative for intraepithelial lesion or malignancy，NILM），其他（是指在≥45 岁妇女的涂片中见到子宫内膜细胞而未发现鳞状或腺上皮病变细胞或恶性细胞）和上皮细胞异常。上皮细胞异常包括鳞状上皮异常和腺上皮异常。鳞状上皮异常主要有鳞状上皮细胞异常包括非典型鳞状细胞（atypical squamous cell，ASC）、鳞状上皮内病变（squamous intraepithelial lesion，SIL）和鳞状细胞癌（squamous cell carcinoma，SCC）。ASC 又分为无明确诊断意义的不典型鳞状细胞（atypical squamous cells of undetermined significance，ASC-US）和非典型鳞状细胞，不能排除高级别鳞状上皮内病变的不典型鳞状细胞（atypical squamous cells-cannot exclude HSIL，ASC-H）。SIL 进一步分为低级别鳞状上皮内病变（low-grade squamous intraepithelial lesion，LSIL）和高级别鳞状上皮内病变（high-grade squamous intraepithelial lesion，HSIL）。腺细胞异常分类根据细胞来源不同有所不同。宫颈及不能明确来源的异常腺细胞分为 4 类：不典型腺细胞无具体指定（atypical glandular cell-not otherwise specified，AGC-NOS），不典型腺细胞倾向瘤变（atypical glandular cell-favor neoplastic，AGC-FN），原位腺癌（adenocarcinoma in situ，AIS）和腺癌（adenocarcinoma，ADCA）。子宫内膜来源的异常腺细胞仅分为两类：不典型腺细胞无具体指定（AGC-NOS）和子宫内膜腺癌，具体诊断标准见附录4。

细胞学检查特异度高，文献报道一般都>90%；敏感度在不同实验室差异明显，文献报道在 53%～81%。造成敏感度差异的原因贯穿于取样、标本制备及细胞学判读等工作流程的各个环节，任何环节有欠缺都可能导致细胞学检查不准确和失败。因此，加强细胞学相关工作人员培训及工作流程中的严格质量管理是提高细胞学检查质量的基本保障。

近年来液基细胞学检查技术已在国内广泛使用，种类繁多。液基细胞学核心技术应包括：在制片过程中去除样本中过多的血液和黏液，减少其对上皮细胞的覆盖；标本应震荡混匀，避免取样偏差；控制标本量，使制成的涂片单层平铺，以减少细胞重叠；涂片湿固定，使结构清晰易于鉴别。液基细胞学剩余的标本可用来进行 HPV 检测及其他细胞分子生物学检查。伴随液基细胞学技术进展，计算机辅助细胞学阅片技术广泛应用，促进了子宫颈癌的精准筛查。

（二）HPV 核酸检测

HPV 的检测主要针对高危型 HPV 病毒核酸进行检测，检测方法可以分为扩增法和非扩增法。①核酸扩增法：根据扩增目的基因片段可分为 DNA 扩增和 RNA 扩增；根据扩增方法可分为 PCR 法和恒温扩增法等。②非扩增法：主要基于 HPV 全片段基因利用检测信号放大的方法进行检测，包括杂交捕获、酶切信号放大法等。我国目前常用的 HPV 核酸检测技术多以核酸扩增法及其衍生技术为主，包括：恒温扩增法、荧光 PCR（PCR- 荧光探针法）、PCR- 毛细管电泳法、PCR- 微流控芯片法、PCR- 熔解曲线法、PCR- 反向点杂交 / 流式荧光杂交法等。

HPV 核酸检测过程包括子宫颈管脱落细胞取材、保存、实验室检测及报告。HPV 检测所采用的技术平台及其产品至少包括 HPV16、18、31、33、35、39、45、51、52、56、58、59 和 68 等 13 种 WHO 确认的高危亚型。

高危型 HPV 核酸检测类型分为 HPV 不分型检测和 HPV 分型检测。HPV 不分型检测可同时检测 13 种或 14 种高危亚型，但不具体分型别。HPV 分型检测主要为 HPV16、18 分型检测 + 其他 12 种高危亚型，针对 16 和 18 亚型单独分型和报告，其他 12 种不分型报告；另外，还有多种 HPV 亚型进行单独分型的检测技术应用。

HPV 核酸检测在子宫颈癌筛查的应用，经历了作为细胞学检查的辅助诊断，与细胞学联合筛查，单独用于子宫颈癌初筛三个阶段。已有大量证据表明 HPV 检测筛查 $CIN2^+$ 的灵敏度高达 90% 以上，特异度可达 85%，客观性及可重复性强。鉴于 HPV 检测技术的高敏感性、高阴性预测值及较长筛查间隔，已经成为子宫颈癌筛查策略的主要组成部分，目前推荐作为子宫颈癌初筛的首选方法。值得关注的是，对用于子宫颈癌筛查的 HPV 检测方法的评估，应以 $CIN2^+$ 作为研究判定终点，检测 $CIN2^+$ 和 $CIN3^+$ 的灵敏度应该至少 ≥90%。因此，用于子宫颈癌筛查的 HPV 检测方法必须是经过严格临床验证，且证明是可以用于子宫颈癌筛查项目中的。

（三）HPV 核酸检测与细胞学检查联合应用

HPV 核酸检测敏感性高，特异性相对较低，而细胞学检查敏感性较低，特异性较高，两者联合筛查可以互相补充，但费用相对较高。考虑目前我国经济发展和卫生资源分布不平衡，在卫生资源丰富以及细胞学病理医生充足的地区或医疗机构可应用联合筛查方法。

（四）醋酸 / 鲁氏碘液目视检查法（VIA/VILI）

醋酸目视检查（visual inspection with acetic acid，VIA）/ 鲁氏碘液目视检查（visual inspection with Lugol iodine，VILI）是一个操作相对简单，检查结果快速可得、费用低廉、易于培训和掌握的方法，是 WHO 推荐资源缺乏地区的一种可选择的筛查方法。但由于其灵敏度和特异度相对较低，特别是绝经后妇女，以及难以质量控制，目前仅限于在不具备细胞学和 HPV 检测的地区使用或 HPV

初筛异常后的分流检测。

（五）其他方法

其他检测方法还有计算机辅助细胞学阅片、DNA 甲基化标志物检测、HPV 整合检测、免疫细胞组织化学技术等。上述检测尚处于进一步临床验证和积累数据阶段，未来可能会在子宫颈癌筛查中有一定的应用前景。

第二节　子宫颈癌筛查方案和管理

一、子宫颈癌筛查的起始年龄和终止年龄

1. 筛查的起始年龄　子宫颈癌筛查是适用于一般人群的公共卫生干预手段，筛查的起始年龄应根据各国、各地区子宫颈癌发病的年龄特点来确定。WHO 建议在 30 岁或以上的女性中筛查；对于 HIV 感染或在 HIV 感染高发区居住、机体免疫功能低下的女性，筛查起始年龄建议从有性生活的第 1 年即开始定期筛查。鉴于我国目前子宫颈癌发病年龄特点，我国推荐一般风险女性的筛查起始年龄在 25～30 岁，对于人群筛查，考虑成本效益，建议起始年龄为 35 岁开始筛查，有高危因素的女性开始筛查的年龄应提前。

2. 筛查终止年龄　我国 65 岁及以上女性若过去 10 年内每 3 年一次连续 3 次细胞学检查无异常或每 5 年一次连续 2 次 HPV 检测阴性或联合筛查阴性，无 CIN2、CIN3、AIS 或子宫颈浸润癌患病史，则无需继续筛查。

二、子宫颈癌筛查流程及管理方案

（一）子宫颈癌筛查方法及管理方案

目前子宫颈癌筛查方法有多种，由于受筛查方法、技术人员操作水平、操作环境等因素的影响，致使每种方法都有一定的局限性，没有任何一种筛查方法可以完全避免假阳性或假阴性。我国地域广阔，不同地区的经济和卫生技术水平、子宫颈癌的疾病负担差异较大，单一的某种筛查方法不能满足不同地区多元化的筛查需求，需要因地制宜选择适宜当地人力和经济资源条件的筛查方案，以提高筛查的覆盖率和效率。子宫颈癌筛查策略的制定应遵循可行性、可接受性和公平的原则，并需结合当地卫生技术条件和经济水平。综合国内外子宫颈癌筛查的最新进展和我国国情，我国目前子宫颈癌筛查方案推荐以下三种：即 HPV 初筛、细胞学初筛以及 HPV 和细胞学联合筛查，筛查和管理方案详见表 5-2。

表 5-2　我国推荐的子宫颈癌筛查和管理方案[1]

年龄	推荐筛查方案	筛查结果的管理
<25 岁	不筛查	
25～29 岁	细胞学检查	1. 细胞学检查阴性：每 3 年筛查 2. 细胞学检查为 ASC-US （1）首选 HPV 检测分流，若 HPV 检测阳性，阴道镜检查；HPV 检测阴性，3 年筛查[注1] （2）6 个月复查细胞学检查 （3）无随访条件，阴道镜检查 3. 细胞学检查>ASC-US，阴道镜检查
30～64 岁	HPV 检测	1. 高危型 HPV 检测阴性：每 5 年筛查 2. 高危型 HPV 检测阳性：分流检查[注2] 选择 1：细胞学检查分流 ➤ 细胞学检查阴性：12 个月复查 ➤ 细胞学检查≥ASC-US[注3]：阴道镜检查 选择 2：HPV16/18 分型检测及细胞学检查分流 ➤ HPV16/18 检测阴性：其他高危型阳性＋细胞学检查阴性：12 个月复查；其他高危型 HPV 检测阳性＋细胞学检查≥ASC-US 行阴道镜检查 ➤ HPV16/18 检测阳性：阴道镜检查 选择 3：VIA/VILI 分流 ➤ VIA/VILI 阴性：12 个月复查 ➤ VIA/VILI 阳性：阴道镜检查
	细胞学检查	1. 细胞学检查阴性：每 3 年筛查 2. 细胞学检查 ASC-US （1）首选 HPV 检测分流，若 HPV 检测阳性，阴道镜检查；HPV 检测阴性，3 年筛查[注1] （2）6 个月复查细胞学检查 （3）无随访条件，阴道镜检查 3. 细胞学检查>ASC-US：阴道镜检查

续表

年龄	推荐筛查方案	筛查结果的管理
	HPV 检测和细胞学检查联合筛查	1. HPV 检测阴性和细胞学检查阴性：每 5 年筛查 2. HPV 阳性，细胞学检查阴性： 选择 1 ➢ HPV 高危亚型阳性：12 个月复查 选择 2 ➢ HPV 分型 16/18 阳性，阴道镜检查；其余高危型 HPV 阳性：12 个月复查 3. 细胞学检查和 HPV 检测结果均阳性 细胞学检查≥ASC-US，阴道镜检查 4. 细胞学检查阳性，HPV 检测阴性： ◆ 细胞学检查 ASC-US：3 年复查细胞学+HPV 检测[注1] ◆ 细胞学检查≥LSIL，阴道镜检查
≥65 岁	若过去 10 年筛查结果阴性（连续 3 次细胞学检测阴性或 2 次 HPV 检测阴性或 2 次联合筛查阴性），无 CIN2+[注4]病史，终止筛查	
子宫切除术后女性	因良性病变切除，既往无 CIN2+ 史无需筛查	

[1] 本方案不适用于特殊人群，如 HIV 感染、免疫功能受损、宫内己烯雌酚暴露史、既往 CIN2+ 治疗后及 AIS 和子宫浸润癌。

[注1]：如果是高质量的细胞学检查，HPV 检测阴性的 ASC-US 妇女患 CIN2+ 的风险低于细胞学检查阴性妇女，推荐筛查间隔为 3 年，对于细胞学医生以及细胞学质控相对不足地区，复查间隔可为每 12 个月，没有随访条件的可直接转诊阴道镜检查。

[注2]：分流检测方法：目前分流方法以 HPV 检测、细胞学检查和 VIA/VILI 为主，其他分流检测方法在人群子宫颈癌筛查中尚处于进一步验证阶段。

[注3]：细胞学检查≥ASC-US 包括 ASC-US、LSIL、ASC-H、HSIL、SCC、AGC-NOS、AGC-FN、AIS、ADCA；≥LSIL 包括 LSIL、ASC-H、HSIL、SCC、AGC-NOS、AGC-FN、AIS、ADCA。

[注4]：CIN2+ 包括：CIN2，CIN3，AIS 和子宫颈浸润癌。

（二）子宫颈癌筛查流程

根据国内外关于子宫颈癌筛查的循证依据，本指南推荐的子宫颈癌筛查流程（针对组织性的筛查人群）见图 5-1～图 5-3。

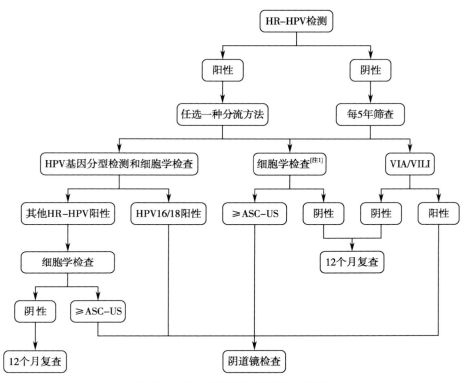

图 5-1　HPV 检测为初筛的筛查流程

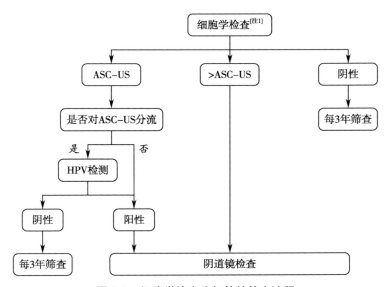

图 5-2　细胞学检查为初筛的筛查流程

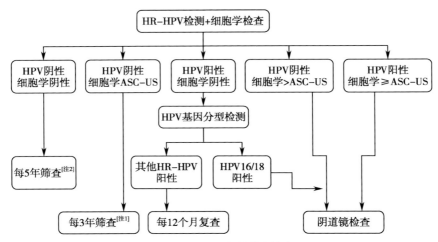

图 5-3 HPV 和细胞学联合筛查流程

注[1]:如果是高质量的细胞学检查,HPV 检测阴性的 ASC-US 妇女患 CIN2[+] 的风险低于细胞学检查阴性妇女,推荐筛查间隔为 3 年,对于细胞学医生以及细胞学质控相对不足地区,复查间隔可为每 12 个月,没有随访条件的可直接转诊阴道镜。

注[2]:HR-HPV 检测和细胞学检查双阴性妇女患 CIN2[+] 的风险极低,推荐筛查间隔至少为 5 年。

三、特殊人群的筛查建议

(一)HPV 疫苗接种后适龄妇女

根据特定年龄的推荐方案,同非疫苗接种者一样定期接受子宫颈癌筛查。

(二)妊娠妇女

妊娠期筛查的目的在于发现子宫颈浸润癌。妊娠期间确诊的高级别上皮内病变(HSIL 和 AIS)对于妊娠及母儿结局并不构成威胁。

1. 筛查建议 ①未规范参加子宫颈癌筛查的女性,尤其是从来没有接受过筛查的女性。②孕前筛查异常需要再次进行子宫颈癌筛查的女性;在孕前检查或第一次产前检查时应进行子宫颈癌筛查。

2. 筛查方法 妊娠期子宫颈癌筛查方法同非妊娠期,主要采用以子宫颈细胞学检查为主的筛查方法,在妊娠期行细胞学检查是安全的。

3. 对可疑病例的管理 对于临床症状和体征不能除外子宫颈癌者,应直接转诊阴道镜检查或直接活检,根据病理学结果确诊。

4. 对筛查结果异常者的管理 经充分评估后,决定进一步处理方案。

(1)细胞学检查为 ASC-US 或 LSIL,临床无可疑病史和体征,可以在产后 6

周再行子宫颈癌筛查。

（2）细胞学检查为 ASC-H、HSIL 及以上、AGC 及以上均应转诊阴道镜检查。

（3）细胞学检查阴性而 HPV 检测阳性，经充分评估后，决定进一步处理方案，推荐产后 6 周再行筛查。

（4）细胞学检查为 ASCUS 且 HPV 检测阳性或细胞学检查为 LSIL，可以选择立即转诊阴道镜检查或延迟至产后 6 周再评估。

（5）对于细胞学检查为 ASC-H、HSIL、AGC 等均推荐立即转诊阴道镜检查。

（三）高危妇女

存在高危险因素的妇女，如 HIV 感染妇女、免疫抑制妇女（如接受器官移植妇女）、既往有筛查异常史或因 CIN2、CIN3、AIS、子宫颈浸润癌接受过治疗的妇女，因其子宫颈癌风险明显高于普通妇女，其管理策略亦不同于普通妇女。

1. 高危性行为女性　不安全性行为是 HPV 感染的高危因素，不安全性行为包括初始性行为年龄过早、多性伴、患有性传播疾病等，建议性生活开始后 1 年内进行子宫颈癌筛查，并适当缩短筛查间隔。

2. HIV 感染女性　建议自性生活开始后 1 年内进行筛查，对于年龄<30 岁，每 12 个月行细胞学检查，如果连续 3 次细胞学检查结果正常，可以延长至每 3 年筛查一次；对于年龄≥30 岁者，既往如果连续 3 次子宫颈癌筛查结果正常，可选择每 3 年一次的 HPV 检测或细胞学联合 HPV 检测或细胞学筛查。

3. 接受器官移植/自身免疫疾病妇女　实体器官移植、造血干细胞移植、系统性红斑狼疮的妇女：子宫颈癌风险明显高于普通妇女，建议按照 HIV 感染妇女的子宫颈癌筛查方案筛查。

炎症性肠病、类风湿关节炎：使用免疫抑制药物治疗者其子宫颈癌风险更大，建议按照 HIV 感染妇女的子宫颈癌筛查方案筛查；没有接受免疫抑制治疗的炎症性肠病妇女其子宫颈癌风险无增加，建议按照一般人群子宫颈癌筛查方案筛查。

4. 既往子宫颈癌筛查异常者　HPV 检测或细胞学检查联合 HPV 检测异常者，建议 12 个月复查细胞学检查联合 HPV 检测；单独细胞学检查异常者，建议 6 个月复查细胞学检查或细胞学检查联合 HPV 检测。

5. 因子宫颈高级别上皮内病变（HSIL 和 AIS）接受过子宫颈切除性治疗者　建议术后 6 个月细胞学检查联合 HPV 检测或单独 HPV 检测复查，如检测结果无异常,建议每 12 个月再次复查;如在治疗后连续 3 年复查结果无异常,可将复查间隔延长至每 3 年 1 次,持续至少 25 年。

因组织学 AIS 治疗后保留生育者,推荐每 6 个月 1 次细胞学检查联合 HPV 检测及子宫颈管取样病理学评估,至少持续 3 年;如检测结果均无异常,之后每年 1 次细胞学检查联合 HPV 检测及子宫颈管取样病理学评估,至少持续 2 年。如检测结果均无异常,可推荐继续每 3 年 1 次细胞学检查联合 HPV 检测及子宫颈管取样病理学评估,并长期随访。

6. 因子宫颈高级别上皮内病变(HSIL 和 AIS)接受过子宫全切术治疗者 建议术后每年进行细胞学检查联合 HPV 检测或单独 HPV 检测复查,如连续 3 次检测结果均无异常,可将复查间隔延长至每 3 年 1 次,持续随访至少 25 年。

四、子宫颈癌筛查的利弊

子宫颈癌筛查是早期发现、早期诊断、早期治疗及降低子宫颈癌发病率和死亡率的主要预防措施之一,然而任何筛查方法的灵敏度、特异度不可能同时达到 100%,均存在不同程度的漏诊和误诊,此外检查本身也会给一些妇女带来心理上的负担。因此在子宫颈癌筛查过程中应进一步提高筛查质量,减少漏诊和误诊率;加强筛查前后的健康教育和咨询指导,适时进行心理疏导。

目前,子宫颈癌人群筛查策略涉及多个变量之间的复杂交互作用,如筛查方法、阴道镜和组织病理诊断的准确性、筛查方案、患者可接受性和成本等。目前尚未确定哪种筛查策略能在获益、危害和成本方面达到最佳平衡,最适宜的筛查策略还需在实践中进一步探讨与评价。

五、子宫颈癌筛查的伦理学要求

(一)自愿参加原则

子宫颈癌筛查必须以目标人群自愿参加为原则,如果拒绝筛查,不应影响其他临床诊疗。目标人群对筛查的全部程序和筛查利弊有知情权,其隐私要得到充分的尊重,对其提供的基本信息、筛查结果等保密。以上问题都应写入知情同意书中,并进行告知。

(二)选择适宜的筛查方案

子宫颈癌筛查的目标人群是所有符合筛查条件的适龄妇女,因此应根据不同地区的经济条件和技术状况,选择适宜的筛查技术和方案。

(三)子宫颈癌筛查结果阳性妇女的管理

对于子宫颈癌筛查结果阳性的妇女,应告知其需要进一步检查确诊,对确诊或高度可疑子宫颈癌前病变者或早期浸润癌应进行治疗，并要为其安排下一步的检查或治疗。

参 考 文 献

[1] SASLOW D，SOLOMON D，LAWSON HW，et al. American Cancer Society，American Society for Colposcopy and Cervical Pathology，and American Society for Clinical Pathology Screening Guidelines for the Prevention and Early Detection of Cervical Cancer.CA Cancer J Clin，2012，62（3）：147-172.

[2] WHO guidance note：comprehensive cervical cancer prevention and control：a healthier future for girls and women. WHO Press，2013：6-7.

[3] BELINSON J，QIAO YL，PRETORIUS R，et al. Shanxi Province Cervical Cancer Screening Study：a cross-sectional comparative trial of multiple techniques to detect cervical neoplasia. Gynecol Oncol，2001，83（2）：439-444.

[4] 乔友林，章文华，李凌，等. 子宫颈癌筛查方法的横断面比较研究. 中国医学科学院学报，2002，24（1）：50-53.

[5] CUBIE HA，CUSCHIERI K. Understanding HPV tests and their appropriate applications. Cytopathology，2013，24（5）：289-308.

[6] CHRYSOSTOMOU AC，KOSTRIKIS LG. Methodologies of Primary HPV Testing Currently Applied for Cervical Cancer Screening. Life（Basel，Switzerland），2020，10（11）：290.

[7] 田亚宾，张春涛. 人乳头状瘤病毒核酸分型检测试剂的研究进展. 中华肿瘤杂志，2018，40（10）：729-735.

[8] SHAH SS，SENAPATI S，KLACSMANN F，et al. Current Technologies and Recent Developments for Screening of HPV-Associated Cervical and Oropharyngeal Cancers. Cancers，2016，8（9）：85.

[9] NAYAR R，WILBER DC. The Bethesda System for Reporting Cervical Cytology. Definitions，Criteria，and Explanatory Notes.3nd ed. New York，NY：Springer-Verlag，2015.

[10] CUZICK J，CLAVEL C，PETRY KU，et al. Overview of the European and North American studies on HPV testing in primary cervical cancer screening. Int J Cancer，2006，119：1095-1101.

[11] RONCO G，DILLNER J，ELFSTROM KM，et al. Efficacy of HPV-based screening for prevention of invasive cervical cancer：follow-up of four European randomised controlled trials. Lancet，2014，383（9916）：524-532.

[12] ARBYN M，RONCO G，ANTTILA A，et al. Evidence regarding human papillomavirus testing in secondary prevention of cervical cancer. Vaccine，2012，30：F88e99.

[13] ZHAO FH，LIN MJ，CHEN F，et al. Performance of high-risk human papillomavirus DNA testing as a primary screen for cervical cancer：a pooled analysis of individual patient data

from 17 population-based studies from China. Lancet Oncol，2010，11（12）：1160-1171.

[14] 宋歌，刘静，吴焱. HPV 检测方法的研究进展. 国际病毒学杂志，2017，24（4）：280-283.

[15] QIAO YL，SELLORS JW，PAUL S EDER，et al. A new HPV-DNA test for cervical-cancer screening in developing regions：a cross-sectional study of clinical accuracy in rural China. Lancet Oncol，2008，9（10）：929-936.

[16] National Health Service. NHS cervical screening programmes. London：NHS，2014.

[17] SASLOW D，SOLOMON D，LAWSON HW，et al. American Cancer Society，American Society for Colposcopy and Cervical Pathology，and American Society for Clinical Pathology Screening Guidelines for the Prevention and Early Detection of Cervical Cancer.CA Cancer J Clin，2012，62（3）：147-172.

[18] WHO. Comprehensive cervical cancer control A guide to essential practice. Second edition. Geneva，2014.

[19] 董志伟. 中国癌症研究进展. 7 卷. 北京：北京大学医学出版社，2004：230.

[20] WHO. WHO guidelines for Guidelines for screening and treatment of precancerous lesions for cervical cancer prevention. Geneva，2013.

[21] 赵方辉，章文华，潘秦镜，等. 宫颈癌多种筛查方案的研究. 中华肿瘤杂志，2010，32（6）：420-424.

[22] SHI JF，BELINSON JL，ZHAO FH，et al. Human papillomavirus testing for cervical cancer screening：results from a 6-year prospective study in rural China. American Journal of Epidemiology，2009，170（6）：708-716.

[23] 赵方辉，陈俊峰，高晓虹，等. 子宫颈癌筛查及早诊早治方案的绩效和卫生经济学评价. 中华肿瘤杂志，2012，34（008）：632-636.

[24] 国家癌症中心. 2012 中国肿瘤登记年报. 北京：军事医学科学院出版社，2012.

[25] ZHAO FH，HU SY，ZHANG Q，et al. Risk assessment to guide cervical screening strategies in a large Chinese population. Int J Cancer，2016，138（11）：2639-2647.

[26] 张莉，冯瑞梅，胡尚英，等. 细胞学检测为非典型鳞状细胞学且人乳头瘤病毒阴性妇女的宫颈癌患病风险评估. 中华流行病学杂志，2016，37（6）：801-804.

[27] KATKI HA，KINNEY WK，FETTERMAN B，et al. Cervical cancer risk for women undergoing concurrent testing for human papillomavirus and cervical cytology：a population-based study in routine clinical practice. Lancet Oncol，2011，12：663-672.

[28] SAWAYA GF，SMITH-MCCUNE K. Cervical Cancer Screening. OBSTETRICS & GYNECOLOGY，2016，127（3）：459-462.

[29] ZHAO FH，HU SY，ZHANG Q，et al. Risk assessment to guide cervical screening strategies in a large Chinese population. 2016，138（11）：2639-2647.ACOG Practice Bulletin No. 157，Obstet Gynecol，2016，127：185-187.

[30] HORMUZD AK，MARK SCHIFFMAN，PHILIP EC，et al. Benchmarking CIN3+ risk as the basis for incorporating HPV and Pap cotesting into cervical screening and management

guidelines. J Low Genit Tract Dis，2013，17：S28-S35.

[31] 魏丽惠，赵昀，谢幸. 妊娠合并子宫颈癌管理的专家共识. 中国妇产科临床杂志，2018，19（2）：190-192.

[32] SAWAYA GF，SMITH-MCCUNE K. Cervical Cancer Screening.OBSTETRICS & GYNECOLOGY，2016，127（3）：459-462.

[33] WHO. WHO guideline for screening and treatment of cervical pre-cancer lesions. Geneva：2021.

[34] INSTITUTES N，CONTROL D. Guidelines for Prevention and Treatment of Opportunistic Infections in HIV-Infected Adults and Adolescents，2008.

[35] MOSCICKI AB，FLOWERS L，HUCHKO MJ，et al.Guidelines for Cervical Cancer Screening in Immunosuppressed Women Without HIV Infection.J Low Genit Tract Dis，2019，23（2）：87-101.

[36] NAYAR R，WILBER DC. The Bethesda System for Reporting Cervical Cytology. Definitions，Criteria，and Explanatory Notes.3nd ed. New York，NY：Springer-Verlag，2015.

第六章

子宫颈癌前病变的诊断及治疗

第一节　子宫颈癌前病变的诊断方法

　　子宫颈癌前病变的诊断方法是指针对子宫颈癌筛查结果异常者，进一步进行相关检查以确诊是否存在子宫颈癌前病变或子宫颈浸润癌的诊断方法。目前国内外最常用的子宫颈癌筛查和诊断是三阶梯诊断方法即子宫颈癌筛查、阴道镜检查、组织病理学诊断。

一、阴道镜检查

（一）阴道镜检查指征

1. 子宫颈癌筛查结果异常

（1）HPV 检测阳性

1）HPV16 或 18 型阳性。

2）其他 HPV 高危亚型持续阳性者。

（2）细胞学检查异常

1）细胞学检查>ASC-US。

2）细胞学检查为 ASC-US，HPV 分流检测阳性者。

2. 临床表现

（1）肉眼可疑或其他检查子宫颈溃疡、肿物或赘生物或可疑癌。

（2）不明原因的下生殖道出血或者接触性出血、不明原因的阴道排液等。

3. 外阴阴道 HPV 相关鳞状上皮病变。

4. 子宫颈癌前病变随访。

（二）阴道镜检查禁忌证

　　阴道镜检查没有绝对的禁忌证。急性下生殖道感染可能会影响阴道镜检查的准确性，建议治疗后再行阴道镜检查，无特殊情况不建议在月经期进行检查。

（三）阴道镜检查前要求和准备

1. 受检者的要求和准备　受检者 24 小时内避免阴道性交、冲洗和上药；尽量避开经期检查。绝经后生殖道上皮呈萎缩性改变者，建议可在检查前 2～3 周局部应用雌激素以提高阴道镜检查质量。

2. 医务人员的要求和准备　检查前医生应全面收集病史包括首次性生活年龄、性伴侣数、妊娠史、避孕措施及末次月经日期；HPV 疫苗接种情况、既往子宫颈癌筛查及阴道镜检查情况、既往有无下生殖道癌及癌前病变病史、有无免疫抑制状况史及本次转诊阴道镜指征，向患者讲明阴道镜检查目的和意义，解除患者思想顾虑，得到患者理解，同时签署知情同意书。在记录个人信息时需保护隐私，受检者检查需布置私密空间。

3. 检查器械及试剂　阴道镜检查前准备好相关的特殊器械和试剂，如活检钳、刮匙、血管钳、生理盐水、3%～5% 醋酸、5% 复方碘溶液（即 Lugol 碘液）等。

（四）阴道镜检查步骤和注意事项

具体见附录 5。

（五）阴道镜评价

阴道镜检查术语建议采用 2011 年 IFCPC 子宫颈的阴道镜检查术语。总体评估从 3 个方面进行：①充分性评估，有无影响检查的可靠性因素存在，如炎症、出血、瘢痕等，应予以注明；②鳞柱交接的可见性评估，分为完全可见、部分可见或不可见 3 种；③转化区的类型：1 型、2 型或 3 型。具体见附录 5。

（六）阴道镜检查评估结果的分级标准

1. 正常阴道镜所见　原始鳞状上皮（成熟、萎缩）、柱状上皮（外移）、化生鳞状上皮、纳氏囊肿、腺开口、妊娠期蜕膜。

2. 异常阴道镜所见　注意描述病变范围及其与转化区关系，转化区以内或以外，以时钟标示病变部位；还应描述病变累及的象限数，病变面积占据子宫颈表面面积的百分率以及向子宫颈管内及穹窿的延伸程度。

（1）高级别病变的图像特征：醋白上皮快速出现、厚醋白上皮、袖口状腺体开口、病变边界锐利、粗大不一的镶嵌样改变、粗大不一的点状血管、病变内部醋白分界和脊样隆起。除此之外，上皮易于卷曲剥脱也与高级别病变有关。

（2）低级别病变的图像特征：薄的醋白上皮、边界不规则的图样、均一的镶嵌样改变、均一的点状血管。

（3）非特异性改变：白斑（角化、过度角化）、糜烂、Lugol 碘液（即 Schiller 试验）染色或不染色。

3. 可疑浸润癌　可见非典型血管，其他征象如脆性血管、表面不规则、外生型病变、坏死、溃疡（坏死的）、肿瘤/肉眼可见肿瘤等。

4. 其他　先天性转化区、湿疣、息肉（子宫颈外口、子宫颈管内）、炎症、狭窄、先天异常、治疗后子宫颈改变、子宫内膜异位症等。

（七）特殊时期的阴道镜检查

1. 妊娠期阴道镜检查

（1）妊娠期阴道镜检查的目的是发现和排除子宫颈浸润癌。妊娠期转诊阴道镜指征同非孕期，对于妊娠期子宫颈癌筛查检查结果提示 ASCUS、LSIL 或仅为 HPV 阳性，经综合评估为子宫颈癌低风险时，可将阴道镜检查时间延迟至产后 6 周。

（2）妊娠期阴道镜检查时间：整个妊娠期均可进行阴道镜检查，以妊娠早期或中期进行阴道镜检查较好。如果在妊娠早期阴道镜检查不能全面识别并评价转化区和病变者，可于妊娠 20 周后复查阴道镜。

（3）妊娠期阴道镜检查的注意事项：①患者充分知情同意，并签署同意书；②应由有经验丰富的阴道镜医师完成；③妊娠期禁止行子宫颈管搔刮术（endocervical curettage，ECC）。

（4）阴道镜下活检：如可疑子宫颈高级别病变或癌，建议在阴道镜指示下，在高度可疑异常部位取活组织送病理学检查，取材后注意观察出血情况并及时压迫止血。

（5）对于妊娠期筛查结果、阴道镜检查或病理诊断不能除外子宫颈浸润癌时，必要时可行诊断性子宫颈切除术，如本级机构无诊治妊娠期子宫颈浸润癌的能力时应及时转诊至上级医院。

2. 绝经后的阴道镜检查　绝经后阴道镜检查指征与绝经前一致。绝经后妇女由于体内的雌激素缺乏，阴道子宫颈黏膜萎缩，毛细血管脆性增加，阴道镜检查置入窥器时，易致黏膜擦伤、出血、子宫颈暴露困难等，阴道镜下活检的准确率较绝经前降低。阴道镜检查时操作应轻柔，必要时可局部使用 2~3 周雌激素予以改善阴道局部状况，增加阴道镜检查的依从性及准确性。

同时，由于雌激素的缺乏，子宫颈转化区常内移，部分或完全不可见，阴道镜评估印象有低估病变程度的可能性，检查时应注意评价子宫颈管，建议行子宫颈管黏膜搔刮术。

二、子宫颈活检

阴道镜检查时，对于出现任何异常的子宫颈病变应进行子宫颈活检（cervical biopsy）（2~4 点定位活检），即需采集到足够并且可以代表子宫颈阴道部、子宫颈管内和下生殖道其他部位病变组织标本，而对于细胞学筛查结果为高级别异常者，阴道镜下未见明显病变，应会诊细胞学及阴道镜结果，必要时可行 4 个象限随机活检加 ECC，以提高高级别病变诊断概率。

（一）阴道镜指引下的子宫颈活检术原则

1. 应在阴道镜低倍放大下进行。

2. 阴道镜检查时在出现醋白的区域或可疑病变区域行 2～4 点活检。

3. 活检顺序为先取子宫颈后唇，再取前唇组织，以免因前唇的创面出血而影响后唇的取材。

4. 子宫颈细胞学结果为 ASC-H、HSIL、AGC 者阴道镜检查未发现异常者，可酌情在子宫颈 4 个象限分别进行活检和 ECC。

（二）子宫颈管搔刮术（ECC）指征

1. 阴道镜检查转化区不能完全可见时。

2. 存在高危因素时（年龄≥40 岁，细胞学检查为 ASC-H、HSIL、AGC 或 AIS 及 HPV16 和 18 阳性者）。

3. 既往子宫颈高级别上皮内病变（HSIL 和 AIS）治疗者。

4. HSIL（CIN2）随访观察者等。

5. 以下情况可以不进行 ECC，①准备进行子宫颈切除性手术；②子宫颈管无法插入搔刮器；③细胞学检查为 ASCUS 或 LSIL 且年龄<30 岁的未生育女性。

（三）子宫颈活检前后的注意事项

子宫颈活检作为诊断子宫颈癌前病变的方法，操作前需要准备固定保存活检标本的容器。活检标本和 ECC 标本固定后需送到具备病理诊断能力且有质量控制体系的医疗机构进行病理检查。同时应预约患者待结果回报后复诊，及时反馈结果并结合患者筛查结果、阴道镜检查结果等提出后续管理建议。对于无法前来复诊的患者，应尽可能通知到患者并告知下一步诊疗计划。

第二节　子宫颈活检组织病理学诊断标准

对于子宫颈筛查结果异常/阳性者经阴道镜评价并在阴道镜下活检后，组织病理学的诊断是判断有无子宫颈上皮内病变以及病变程度的金标准。

一、鳞状上皮内病变

（一）低级别鳞状上皮内病变（LSIL）

LSIL 包括 CIN1、HPV 感染所致的湿疣病变以及以前被命名的轻度非典型增生。病理形态特征如下：基底层细胞增生，中表层可见挖空细胞形成（koilocytosis），鳞状上皮上 2/3 有成熟现象，上皮全层细胞可以出现核异型，但异型程度轻，核分裂象不多，主要局限在上皮的下 1/3～1/2 层面，罕见病理核分裂。免疫组织化学染色，多数病例 p16 阴性，部分病例可以呈现阳性，Ki-67 阳性细胞数多位于上皮的下 1/3 层面。

（二）高级别鳞状上皮内病变（HSIL）

HSIL 包括 CIN2、CIN3 以及以前被命名的中度非典型增生、重度非典型增生和原位癌。病理形态特征如下：鳞状上皮上 1/2～1/3 有成熟现象或完全无成熟现象，上皮 1/2 以上（CIN2）或是 2/3 以上乃至全层（CIN3）为异型细胞所替代，细胞核异型性明显，分裂象增多，常见病理核分裂，但上皮基底膜仍清晰完整。免疫组织化学染色，几乎所有 HSIL 病变 p16 都呈现弥漫阳性，Ki-67 阳性细胞数位于上皮 1/2 甚至全层。按照 2019 年 ASCCP 宫颈癌筛查管理指南以及 2020 年第 5 版 WHO 女性生殖系统肿瘤分类，诊断 HSIL 时需明确区分出是 CIN2 还是 CIN3，建议采用以下诊断术语：HSIL（CIN2）或是 HSIL（CIN3）。

二、腺上皮内病变——原位腺癌（AIS）

AIS 的组织形态学特征为：子宫颈黏膜保持正常腺体结构，细胞学表现恶性的上皮细胞累及全部或部分黏膜表面或腺腔上皮，这些细胞核增大，染色质粗糙，有小的单个或多个核仁，核分裂活性增加，可有不同程度的细胞核复层。由于宫颈腺性肿瘤一部分可为 HPV 非依赖性，诊断 AIS 需注明是否与 HPV 感染相关，建议采用以下术语：HPV 相关性 AIS 或是非 HPV 依赖性 AIS。免疫组织化学染色：HPV 感染相关性 AIS 常常呈现 p16 阳性、Ki-67 高表达以及 ER 和 PR 的表达丢失，非 HPV 依赖性 AIS，主要为胃型分化的 AIS，p16 一般阴性，可表达 HIK1083 和 MUC6，部分可伴有 p53 突变型表达。

第三节 组织病理学确诊的子宫颈上皮内病变的管理原则

一、组织病理学确诊鳞状上皮内病变的管理原则

（一）LSIL（CIN1）的管理原则

LSIL（CIN1）是由 HPV 感染引起临床及病理形态学改变的一种鳞状上皮内病变，LSIL（CIN1）合并或进展到浸润癌的风险极低，且 60% 的病变可自然消

退，30% 的病变持续存在，约有 10% 的病变会 2 年内进展为 HSIL。原则上无需治疗，但对组织学诊断的 LSIL（CIN1）应根据诊断前的细胞学结果进行分层管理，以减少 HSIL 的漏诊。

1. 细胞学检查为 ASC-US、LSIL 经组织病理学诊断 LSIL（CIN1）的处理 临床上漏诊 HSIL 的概率相对低，阴道镜检查鳞柱交接完全可见时，无需治疗，临床随访，推荐间隔 1 年进行复查；阴道镜检查鳞柱交接不完全可见时，应进一步评估、明确子宫颈管内有无 HSIL。

2. 细胞学检查为 HSIL、ASC-H、AGC 或 AIS，经组织病理学诊断 LSIL（CIN1）的处理

（1）细胞学检查为 HSIL 者：建议复核细胞学、组织病理学以及阴道镜检查结果，按照复核修订后的诊断进行管理；或对阴道镜检查鳞柱交接（squamous columnar junction，SCJ）和病变的上界完全可见，如果 ECC 后组织病理学≤CIN1，可行 6～12 个月随访；或行子宫颈诊断性切除术。

（2）细胞学检查为 ASC-H 者：建议复核细胞学、组织学或阴道镜结果，按照复核修订后的诊断进行管理；对于阴道镜检查转化区完全可见，且 ECC 后组织病理学≤CIN1，推荐 1 年后的基于 HPV 检测的复查，不建议首选子宫颈诊断性切除术。

（3）细胞学检查为 AGC-NOS 者：建议除外子宫内膜病变后在第 1 年及第 2 年进行细胞学联合 HPV 检测，结果均阴性者推荐 3 年后再次联合检测。若任何一项异常，建议行阴道镜检查。

（4）细胞学检查为 AGC-FN 或 AIS 者：建议行子宫颈诊断性切除术。

3. 持续 2 年及以上的 LSIL 首选随访 对于存在 CIN2[+] 病变高危因素者（细胞学检查为 HSIL，ASC-H，AGC 或 AIS、HPV 检测 16/18 阳性等）可进行子宫颈诊断性切除术。

4. 特殊人群 LSIL（CIN1）的管理

（1）年龄<25 岁女性：该人群子宫颈癌风险低，HPV 感染常见，子宫颈上皮内病变尤其是 HSIL（CIN2）自然消退比例高，故对于年龄<25 岁女性的管理应相对保守。

1）细胞学检查为 ASC-US 或 LSIL，建议 12 个月后复查细胞学；如复查的细胞学仍为 ASC-US 或 LSIL，在 12 个月后复查细胞学；如复查的细胞学为 ASC-H 及以上，则转诊阴道镜检查。

2）细胞学检查为 ASC-H 或 HSIL 后组织病理学诊断的 LSIL（CIN1），阴道镜检查充分，ECC<CIN2，建议观察。细胞学检查 HSIL 时，建议 1 年、2 年的阴

道镜和细胞学观察。细胞学检查 ASC-H 时，建议 1 年、2 年细胞学检查，一旦出现细胞学检查为≥ASC-US，转诊阴道镜。如果 2 年均为细胞学检查为 ASC-H 和 HSIL 而无组织病理学 HSIL 证据，建议子宫颈诊断性切除术。当阴道镜检查不充分时，推荐子宫颈诊断性切除术。

（2）妊娠期妇女：临床上无需特殊处理，建议产后 6 周复查。

（二）HSIL 的管理原则

未经治疗的 HSIL 有显著的侵袭性癌症发展风险，通过对未治疗 CIN3 的 30 年长期随访，发生癌的风险为 31%。CIN2 的生物学特征是介于 CIN1 和 CIN3 之间，在 24 个月自然消退率达 50%，而在<30 岁女性中，CIN2 自然消退率更是高达 60%。

1. HSIL 的处理　建议组织病理学进一步区分为 CIN2 还是 CIN3，临床上对于 HSIL（CIN3）建议干预，不建议随访；对于确诊为 CIN2 非妊娠者，建议治疗，除非患者担忧治疗对未来生育的潜在影响超过了对进展为肿瘤的顾虑，并且符合充分的阴道镜检查及子宫颈管取样的组织学≤CIN1，可以选择观察。观察内容包括每 6 个月的阴道镜检查和基于 HPV 的检测，持续 2 年。连续 2 次评估结果<CIN2 和细胞学检查<ASC-H，应在第 2 次评估 1 年后再次基于 HPV 的检测。如果连续 3 年的检测结果为阴性，可以纳入长期筛查随访。CIN2 持续 2 年，建议治疗。对于组织病理学不能区分的 HSIL（CIN2/3），建议按 HSIL（CIN3）处理（详见本章第四节）。

2. 特殊人群的 HSIL 管理

（1）年龄<25 岁：HSIL（CIN3）建议治疗；HSIL（CIN2）首选观察；对于组织学不能明确的 HSIL（CIN2/3），可选择观察或治疗。建议每 6 个月行细胞学以及阴道镜再评估；对于持续 2 年的 CIN 2 建议治疗。

（2）妊娠期妇女：无子宫颈浸润癌证据时建议每间隔 12 周复查细胞学及阴道镜检查，产后 6～8 周复查。

二、组织病理学确诊的子宫颈原位腺癌（AIS）的管理

AIS 目前认为是子宫颈腺癌的癌前病变，如果不治疗进展为子宫浸润性腺癌风险极高。由于其起源于子宫颈腺上皮，常为多灶性，且 10%～15% 的患者存在"跳跃性"病变，对活检组织病理学拟诊的 AIS 应行子宫颈诊断性切除术，并保证标本完整性和病理已充分评估病变级别，以及切缘有无病变累及，同时术中行残余子颈管黏膜搔刮术（ECC），以进一步明确 AIS 诊断并除外浸润性腺癌。

第四节　组织病理学确诊的子宫颈癌前病变的治疗与随访

对于在子宫颈癌筛查过程中发现的经组织病理证实的子宫颈高级别鳞状上皮内病变（HSIL）以及原位腺癌（AIS）妇女应进行积极的干预。治疗方案的选择应根据患者年龄、生育要求、病变的组织病理学类型、阴道镜下转化区类型、患者的随访条件以及治疗者的经验等决定，治疗应遵循个性化的原则，目前常用的治疗方法包括子宫颈消融治疗及子宫颈切除性治疗。

一、HSIL 的治疗与随访

（一）HSIL 的初始治疗

由于 HSIL（CIN3）进展为浸润癌的风险较高，首选子宫颈切除性治疗。HSIL（CIN2）者阴道镜检查转化区（transformation zone，TZ）1 型或 2 型，可行子宫颈切除性治疗，或在排除早期浸润癌及腺上皮病变的前提下，慎重选择消融性治疗；阴道镜检查 TZ3 者，应选择子宫颈切除性治疗。全子宫切除术不作为组织病理学 HSIL（CIN2）、HSIL（CIN3）的首选治疗方法。

（二）HSIL 治疗后的管理

HSIL 治疗后存在 6% 左右病变残留／复发风险、子宫颈浸润癌风险为普通女性的 2～4 倍，且 HPV 相关肿瘤（外阴癌前病变／癌、阴道癌前病变／癌、肛门癌前病变／癌、口咽癌等）风险明显增加，治疗后应长期随访，建议至少持续25 年。

治疗后 HSIL 残留／复发的高危因素包括年龄≥50 岁、切缘阳性、术后随访细胞学检查或 HPV 检测异常等，大量研究已经证实治疗后 6 个月的 HPV 检测可明显提高 HSIL 残留／复发检出的敏感性，且可忽略切缘的状况，所以建议治疗后的随访采用 HPV 检测或 HPV 检测联合细胞学检查。

1. 治疗后 6 个月的随访　建议行 HPV 检测或 HPV 检测联合细胞学检查，对于检测中任一阳性者建议转诊阴道镜检查；年龄>50 岁并且内切缘阳性者再次子宫颈切除性治疗。再次切除不可行的持续／复发者，可以接受子宫切除术。

2. 治疗后前 3 年的随访　每 12 个月行基于 HPV 的检测。

3. 治疗后的长期随访　对于前 3 年每 12 个月的随访检测均阴性者可将随访的间隔延长至每 3 年一次，至少持续 25 年。

（三）HSIL 治疗后病变残留／复发的治疗

随访过程中发现有 HSIL 病变持续存在或复发时可再次行子宫颈切除性治

疗,对于不能再次行子宫颈切除性治疗者可考虑行全子宫切除术。

二、AIS 的诊断、治疗和治疗后的管理

(一) AIS 的诊断和治疗

阴道镜下点活检或 ECC 组织病理学拟诊的 AIS,经子宫颈切除性治疗后组织病理学确诊为 AIS,且切缘阴性及残余颈管黏膜搔刮术阴性者,如无生育要求者,建议行全子宫切除术;对于有保留生育要求者,可在充分告知风险,知情选择下行保留生育的管理。对于切缘阳性或残余颈管黏膜搔刮术阳性者,必须再次实施切除性手术以期获得阴性切缘。对于重复切除后切缘仍阳性者,不建议进行保留生育的管理。

(二) AIS 治疗后的管理

1. 切除全子宫的 AIS 者的管理 建议前 3 年每年 1 次基于 HPV 检测的随访,均为阴性者可改为每 3 年 1 次的基于 HPV 检测的随访,至少持续 25 年。

2. 保留生育的 AIS 者的管理 对于保留生育的 AIS 者,前 3 年建议每 6 个月进行一次细胞学联合 HPV 检测及 ECC,对于检测结果均阴性者随后可每年 1 次的细胞学联合 HPV 检测及 ECC,至少持续 2 年;对于连续 5 年的随访结果均为阴性者,可接受每 3 年 1 次长期筛查随访。

三、子宫颈癌前病变的常用治疗方法

(一) 子宫颈切除性治疗

子宫颈切除性治疗是诊断和治疗子宫颈癌前病变的重要方法,包括冷刀锥切术(cold knife conization,CKC)和子宫颈环形电切术(loop electrosurgical excision procedure,LEEP)等,两者疗效相当,故选择两者均可。切除范围包括病变在内的子宫颈外口、鳞柱交接部及一定长度的子宫颈管内组织。切除的类型选择基于不同的转化区,各转化区切除的组织长度分别为:TZ1 型 7~10mm;TZ2 型 10~15mm;TZ3 型 15~25mm。子宫颈切除性治疗的优势是可以保留标本进行组织学评价,明确病变的切缘状况,具体见附件 2。

1. 常用切除性治疗方法

(1) CKC:优点是可提供原始状态的标本,切缘无电热损伤,不影响组织病理学诊断。但需要住院、麻醉、手术时间较长;术后出血较多、子宫颈狭窄和功能不全等风险增加。

(2) LEEP:也称子宫颈转化区大环切除术(large loop excision of the transformation zone,LLETZ),采用高频电刀,由电极尖端产生 3.8MHz 的高频

电波,在接触身体的瞬间,由组织本身产生阻抗,吸收此电波产生高热,完成各种切割、止血。优点是可在门诊实施、局部麻醉、操作简便、安全、并发症少等,目前已成为应用最广泛的子宫颈切除性方法,但标本边缘的热损伤可能会影响组织病理学诊断。

2. 子宫颈切除性治疗对未来妊娠的不利影响 早产、胎膜早破、低出生体重、剖宫产率等增加,风险略高于消融性治疗。

3. 子宫颈切除性治疗的疗效 文献报道为93.3%~98%,有病灶持续存在、复发、进展为子宫浸润癌可能,建议持续随访至少25年。

4. 子宫颈切除性治疗的注意事项

(1)对于确诊的子宫颈癌前病变患者应充分告知手术治疗的必要性并签署知情同意书。

(2)患者手术前应除外全身及生殖道急性炎症。

(3)手术前应全面进行阴道镜评估,确定转化区类型、病变大小、累及范围、是否向子宫颈管内延伸以及有无同时伴发外阴、阴道病变等。

(4)所有治疗必须有完整规范的记录,应记录切除性治疗的类型(1型、2型、3型),切除物长度(length,从最远端/外界至近端/内界)、厚度(thickness,从间质边缘至切除标本的表面)及周径(circumstance,切除标本的周长);2022年IFCPC建议仅测量切除物的长度、前后径及横径,但我国目前缺乏相应的循证依据,今后需要在实际临床操作中进一步积累相关数据。

(5)术中应彻底止血。

(6)切除组织应尽可能完整,标本应仔细标记。对于锥形切除的子宫颈标本,在手术切缘可用墨水或用挂线标记,对于分块切除的标本应分别装瓶并详尽标记,以便于病理医师识别。

(7)病理结果回报后应注意:与术前病理是否符合、有无病理升级、切缘状态(未累及、累及或切缘状况不明)以及子宫颈管内有无病变。

(8)对于术后病理证实为子宫浸润癌者,应转诊妇科肿瘤医师进一步管理。

(二)子宫颈消融性治疗

包括子宫颈冷冻、激光、电凝、冷凝治疗等,操作简单,无需麻醉或仅局部麻醉、治疗后恢复快等优势。但无法获取组织学标本,不能进行组织病理学评估。具体见附件2。

1. 消融性治疗有其严格的适应证 包括:①转化区和病灶完全可见;②子宫颈管内无组织学证实的高级别上皮内病变;③全部病变在可治疗范围内。对于组织病理学诊断HSIL的患者拟行消融治疗前应全面评估,慎重选择。

2. 子宫颈消融性治疗的禁忌证 对于病灶超过子宫颈表面积的 75%、向颈管延伸、腺上皮病变、既往 HSIL 治疗史、妊娠期及急性炎症期均不适宜行消融治疗。

3. 子宫颈消融性治疗的疗效 如果适应证选择合适，有效率约 90%，治疗后仍需长期随访。

四、治疗后可能出现的并发症

1. 近期并发症及处理 近期并发症主要包括出血、感染和损伤。相关研究提示子宫颈切除性治疗后不同阶段出血发生率为术中 3.4%，早期术后 0.6%，晚期术后 4.9%，感染 4.3%，损伤发生率较少。主要处理原则是对症处理，对于子宫颈切除性治疗术中或术后的出血，主要采用压迫、电凝、缝扎等方法，必要时可应用 Foley 气囊导管插入子宫颈管压迫止血；术后应积极预防感染，对于腹痛、异常阴道分泌物、发热等症状经检查考虑存在急性生殖道感染可能时，应按照急性生殖道感染进行规范的治疗。对于子宫颈有粘连、解剖异常或病变范围大向穹窿延伸等术前应充分评估，避免损伤。

2. 远期并发症 主要为子宫颈狭窄、影响妊娠结局以及子宫颈内膜异位症等。

（1）子宫颈狭窄：子宫颈切除性治疗会形成瘢痕挛缩，导致子宫颈狭窄等，严重者完全封闭子宫颈。发生率约为 5.4%。常见有绝经后和产后妇女（分娩 12 个月内），可导致子宫腔积血积脓、继发不孕及盆腔子宫内膜异位症。临床表现为月经引流不畅及下腹疼痛。子宫颈狭窄不利于后续随访管理，应积极预防，术前应有明确治疗指征，对于低雌激素的绝经后女性可在围手术期阴道局部使用雌激素，术后可行子宫颈扩张术等。

（2）对妊娠结局的影响：目前研究发现，子宫颈切除性治疗可导致术后妊娠中孕期流产率明显增加，早产、低出生体重、胎膜早破及围产期病死率的风险增加。且有研究发现切除深度与早产的发生和严重程度呈正相关。故对年轻女性子宫颈切除性治疗前应有明确治疗指征，严格按照转化区类型切除一定长度的子宫颈管，减少对未来妊娠的不利影响。子宫颈切除术后妊娠时应加强监护，超声监测子宫颈管长度，发现异常时应予以积极干预，减少早产的发生。此外，目前无证据显示子宫颈切除性治疗史是剖宫产的指征。

（3）子宫颈子宫内膜异位：子宫颈切除性治疗后可发生子宫颈或颈管部位的子宫内膜异位，可出现异常出血或接触性出血，必要时可考虑消融性治疗。

参 考 文 献

[1] MASSAD LS，EINSTEIN MH，HUH WK，et al.2012 updated consensus guidelines for the management of abnormal cervical cancer screening tests and cancer precursors. Journal of Lower Genital Tract Disease，2013，121（4）：829-846.

[2] FAN A，ZHANG L，WANG C，et al. Analysis of clinical factors correlated with the accuracy of colposcopically directed biopsy. Arch Gynecol Obstet，2017，296（5）：965-972.

[3] RICHARDS A，DALRYMPLE C. Abnormal cervicovaginal cytology，unsatisfactory colposcopy and the use of vaginal estrogen cream：an observational study of clinical outcomes for women in low estrogen states. J Obstet Gynaecol Res，2015，41（3）：440-444.

[4] WHO. Comprehensive cervical cancer control A guide to essential practice. Second edition. Geneva，2014.

[5] WHO. WHO guidelines for treatment of cervical intraepithelial neoplasia 2-3 and adenocarcinoma in situ：cryotherapy，large loop excision of the transformation zone，and cold knife conization. Geneva，2014 .

[6] WHO. WHO guidelines for Guidelines for screening and treatment of precancerous lesions for cervical cancer prevention. Geneva，2013.

[7] WHO. Monitoring national cervical cancer prevention and control programmes：quality control and quality assurance for visual inspection with acetic acid（VIA）-based programmes. Geneva，2013.

[8] WHO. WHO guidelines：Use of cryotherapy for cervical intraepithelial neoplasia .Geneva，2011.

[9] DEBBIE S，DIANE S，LAWSON HW，et al. American Cancer Society，American Society for Colposcopy and Cervical Pathology，and American Society for Clinical Pathology screening guidelines for the prevention and early detection of cervical cancer. American Journal of Clinical Pathology，2012，62（4）：147-172.

[10] WAXMAN AG，CHELMOW D，DARRAGH TM，et al. Revised Terminology for Cervical Histopathology and Its Implications for Management of High-Grade Squamous Intraepithelial Lesions of the Cervix. Obstetrics & Gynecology，2012，120（6）：1465.

[11] BORNSTEIN J，BENTLEY J，BOSZE P，et al. 2011 IFCPC colposcopic nomenclature. Obtest Gynocol，2012，120：166-172.

[12] 中国优生科学协会阴道镜和宫颈病理学分会专家委员会. 中国子宫颈癌筛查及异常管理相关问题专家共识（一）.中国妇产科临床，2017，18（2）：190-192.

[13] 中国优生科学协会阴道镜和宫颈病理学分会专家委员会. 中国子宫颈癌筛查及异常管理相关问题专家共识（二）.中国妇产科临床，2017，18（3）：286-288.

[14] 赵超，毕蕙，赵昀，等. 子宫颈高级别上皮内病变管理的中国专家共识. 中国妇产科临床，2022，23（2）：220-224.

[15] 毕蕙，李明珠，赵超，等. 子宫颈低级别鳞柱上皮内病变管理的中国专家共识. 中国妇产科临床，2022，23（4）：443-445.

[16] 陈飞，尤志学，隋龙，等. 阴道镜应用的专家共识. 中华妇产科杂志，2020，55（7）：443-449.

[17] MASSAD LS，PERKINS RB，NARESH A，et al. Colposcopy Standards：Guidelines for Endocervical Curettage at Colposcopy. J Low Genit Tract Dis，2022.

第七章

子宫颈浸润癌的诊断和治疗

第一节 子宫颈浸润癌的诊断

一、子宫颈浸润癌的临床诊断

（一）病史

初次性生活的年龄，性伴数，子宫颈癌筛查史，既往子宫颈上皮内病变史、治疗及随访过程，有无吸烟史。

（二）临床表现

1. 早期无症状 无论是子宫颈上皮内病变还是早期子宫颈浸润癌患者，一般无明显症状。

2. 阴道出血 常为接触性出血，多见于性交后出血。早期出血量一般较少，后期不规则阴道出血甚至大量出血。部分患者也有表现为经期延长、周期缩短、经量增多等。绝经后妇女表现为绝经后出血等。一般外生型癌出血早、量多，内生型癌出血较晚。

3. 阴道排液 呈白色或血性，稀薄似水样、米汤水样，有腥臭味。继发感染者，呈脓性伴恶臭。

4. 晚期症状 根据病灶范围、累及的脏器而出现一系列症状，如腰骶疼痛、尿频、尿急、血尿、肛门坠胀、大便秘结、里急后重、便血、下肢水肿和疼痛等。严重者导致输尿管梗阻、肾盂积水，最后导致尿毒症等。

5. 恶病质 疾病后期患者出现消瘦、贫血、发热和全身各脏器衰竭的表现等。

（三）妇科检查

1. 子宫颈 镜下早期浸润癌肉眼无明显病灶，子宫颈光滑或呈糜烂样，随着肿瘤增大可见癌灶呈菜花状，组织质脆，触之易出血、肿瘤坏死后呈溃疡或空洞形成，子宫颈腺癌时子宫颈增大但外观光滑呈桶状，质地坚硬。

2. 子宫体　一般大小正常。

3. 子宫旁组织　癌组织沿子宫颈旁组织浸润至主韧带、子宫骶韧带，随着病变的进展可使其增厚、挛缩，呈结节状、质硬、不规则，形成团块状伸向盆壁或到达盆壁并固定。

4. 阴道和穹窿部　肉眼可见所侵犯部位阴道穹窿变浅或消失，触之癌灶组织增厚、质脆硬，缺乏弹性，易接触性出血等。

（四）辅助检查

1. 可考虑行诊断性子宫颈锥切术的情况

（1）存在细胞学（HSIL、AGC-FN 变、AIS 或癌）、阴道镜与组织病理学诊断不一致。

（2）子宫颈管取材阳性。

（3）HSIL 的任何部位位于颈管内，需进一步进行组织学评价。

（4）细胞学或阴道镜提示可疑浸润癌，但阴道镜下活检组织病理学未证实。

（5）细胞学或阴道镜活检组织病理学提示 AIS。

（6）阴道镜活检组织病理学可疑浸润癌。

（7）阴道镜检查不满意，特别是细胞学为 HSIL 或子宫颈活检为 HSIL。

2. 其他检查　全血细胞计数，肝、肾功能检查及鳞状细胞癌相关抗原检测，胸部 X 线检查。必要时须进行静脉肾盂造影、膀胱镜及直肠镜检查。视情况可行 MRI、CT、PET-CT 等检查。

二、子宫颈浸润癌的组织病理学诊断

（一）子宫颈鳞状细胞癌

1. 浅表浸润性鳞状细胞癌　也有称为微小浸润性鳞状细胞癌、早期浸润性鳞状细胞癌，是指只能在显微镜下观察到且浸润深度≤3mm 的最早期浸润性鳞状细胞癌，国际妇产科联盟（the International Federation of Gynecology and Obstetrics，FIGO）分期中为ⅠA1 期，以往对于微小浸润性癌的诊断，要求限定其浸润水平范围≤7mm，但是 2018 版 FIGO 分期不再限定浸润范围，而是主要强调浸润深度对于分期的影响。

从临床及病理上，浅表 / 微小浸润性鳞状细胞癌必须是在 LEEP、锥切或者子宫全切除标本上作出诊断，病理医生需对于子宫颈标本进行 1～12 点连续取材制片，并在显微镜下测量评估浸润深度及浸润范围，同时需关注是否具有脉管及神经侵犯。活检标本不能作出浅表 / 微小浸润癌的诊断。

2. 浸润性鳞状细胞癌　绝大部分子宫颈鳞状细胞癌与高危型 HPV 持续

感染相关，但近年也发现有少部分病例与 HPV 感染无关，但部分病例可伴有 *p53* 基因突变，第 5 版 WHO 子宫颈肿瘤组织学分类将浸润性宫颈鳞状细胞癌分为 HPV 感染相关性及 HPV 非依赖性两种类型，两型在组织病理形态上无法区分，需要通过免疫组织化学或 HPV 分子检测判断肿瘤发生是否与 HPV 感染相关。

（1）大体检查（巨检）：较为早期病变为子宫颈黏膜粗糙、隆起以及红色的颗粒样病变。

进展期的肿瘤可以见到累及子宫颈口的肿物，肿瘤可以累及阴道穹窿，有些肿瘤可以在子宫颈壁弥漫生长，导致子宫颈管变硬、变粗，形成"桶形子宫颈"。

（2）显微镜检查：子宫颈鳞状细胞癌依据生长方式、细胞形态、组织结构等分为以下组织类型。

1）角化型：此型更多见于非 HPV 依赖性鳞状细胞癌。

2）非角化型：该型是最常见的 HPV 感染相关型鳞状细胞癌。

3）其他较为少见的病理学类型：包括乳头状、基底细胞样、疣状、鳞状移行型以及淋巴上皮瘤样型。

（二）子宫颈腺癌

1. 子宫颈早期浸润性腺癌　也称微小浸润性腺癌，是指浸润性腺癌最早期的形式，浸润间质<5mm，淋巴结转移的危险性极低。临床 FIGO 分期为ⅠA 期。

（1）大体检查（巨检）：难以观察到明确肿物，表现类似于 AIS。

（2）显微镜检查：早期浸润性腺癌的细胞学改变与 AIS 相近，但具有异型细胞的腺体超过原有子宫颈腺体的位置，浸润到周围间质中，且腺体更加密集、形状更不规则，出现乳头、筛状及融合的腺体结构。但这些异型浸润的腺体深度不超过 5mm。

2. 子宫颈浸润性腺癌　是指具有明确间质浸润，显示腺性分化的子宫颈癌。与宫颈原位腺癌相同，第 5 版 WHO 子宫颈肿瘤组织学分类将宫颈浸润性腺癌也分为 HPV 相关性腺癌和 HPV 非依赖性腺癌，HPV 感染相关性腺癌占宫颈腺癌的 75%。非 HPV 依赖性腺癌以胃型腺癌最具代表性，仅占宫颈腺癌的 10%～15%。

（1）大体检查（巨检）：大约 50% 的病例可以在阴道镜下看到子宫颈外生性肿物，少部分病例可以在子宫颈表面形成溃疡性，极少部分病例在子宫颈上看不到明确的肿物，但子宫颈管壁弥漫增厚。

（2）显微镜检查：依据肿瘤中腺体结构、细胞中黏液成分的多少以及其他组织结构进行病理组织学分型，其中 HPV 感染相关性浸润性腺癌分为普通型和黏液型，表现为排列紊乱的腺体浸润宫颈管壁间质，腺体结构不规则，相互融合、共壁，部分腺腔内可见乳头状结构，肿瘤细胞中易见核分裂及细胞凋亡，黏液型腺癌，胞质中含有黏液成分；HPV 非依赖性浸润性腺癌主要为胃型腺癌，表现为颈管壁深层出现一些分支状的腺体成分，这些腺体类似于正常宫颈腺体，细胞分化较好，胞质富于黏液，但其排列紊乱，腺腔内可见乳头或上皮簇，其他宫颈少见的腺癌还有透明细胞癌和中肾型腺癌等。

（三）子宫颈腺鳞癌

癌组织中含有腺癌及鳞癌两种成分。

（四）其他病理类型

其他病理类型如神经内分泌癌、未分化癌等，其中发生在宫颈的神经内分泌癌绝大部分与 HPV 感染相关，且高级别的小细胞癌最为常见的类型，细胞形态类似于肺的小细胞癌，细胞短梭形或卵圆形，核 / 质比高，核分裂象易见（>10个 /10HPF），常可见坏死，免疫组织化学染色，神经内分泌标记，如 SyN、CgA 等阳性，Ki-67 增生指数高。

第二节 子宫颈浸润癌的临床分期

子宫颈浸润癌的临床分期标准参考 FIGO 2018 年的分期（表 7-1），TNM 分期作为参考。以肿瘤的大小和在盆腔及远隔器官的播散范围为基础，在治疗前进行病变范围的临床评估，允许影像学和病理学检查结果用于分期，对于微小浸润的子宫颈浸润癌主要根据病灶起源上皮的浸润深度作为标准进行分期。

表 7-1 子宫颈癌分期的手术分期（FIGO 2018）

分期	肿瘤范围
Ⅰ期	仅局限于子宫颈（扩散至子宫体者不予以考虑）
ⅠA 期	显微镜下诊断的浸润癌，最大浸润深度≤5mm[a]
ⅠA1 期	间质浸润深度≤3mm
ⅠA2 期	间质浸润深度>3mm 而≤5mm
ⅠB 期	最大浸润深度>5mm 的浸润癌（>ⅠA 期的范围）；病变局限在子宫颈，病变大小为肿瘤的最大直径[b]
ⅠB1	间质浸润深度>5mm 而最大径线≤2cm 的浸润癌
ⅠB2	肿瘤最大径线>2cm 而≤4cm
ⅠB3	肿瘤最大径线>4cm

续表

分期	肿瘤范围
Ⅱ期	肿瘤超越子宫颈，但未达骨盆壁或未达阴道下 1/3
ⅡA 期	侵犯阴道上 2/3，无子宫旁浸润
ⅡA1 期	癌灶最大径线≤4cm
ⅡA2 期	癌灶最大径线>4cm
ⅡB	子宫旁浸润，但未达到盆壁
Ⅲ期	癌灶累及阴道下 1/3 和 / 或扩散到骨盆壁和 / 或引起肾积水或无功能肾和 / 或累及盆腔和 / 或腹主动脉旁淋巴结
ⅢA 期	癌灶累及阴道下 1/3，没有扩散到骨盆壁
ⅢB 期	癌灶扩散到骨盆壁和 / 或肾盂积水或无功能肾（明确排除其他原因所致）
ⅢC 期	盆腔和 / 或腹主动脉旁淋巴结受累（包括微小转移）°，不论肿瘤大小与范围［注明 r（影像学）和 p（病理）证据］
ⅢC1 期	只有盆腔淋巴结转移
ⅢC2 期	腹主动脉旁淋巴结转移
Ⅳ期	肿瘤侵犯膀胱黏膜或直肠黏膜（活检证实）和 / 或超出真骨盆（泡状水肿不分为Ⅳ期）
ⅣA 期	侵犯盆腔邻近器官
ⅣB 期	转移至远处器官

注：[a] 所有的分期，都可以利用影像学和病理学检查结果来辅助临床所见而判断肿瘤的大小与浸润深度。病理学检查结果优于影像学与临床判别。[b] 脉管受累不改变分期。不再考虑病灶的横向范围。[c] 孤立的肿瘤细胞不改变分期，但需要记录下来：r 与 p 的加入是为了标注诊断ⅢC 期的依据来源。例如：假如影像提示盆腔淋巴结转移，则分期为ⅢC1r 期，当病理学检查确诊后，就成为ⅢC1p 期。影像学的检查手段、病理学诊断技术都应该记录下来。

第三节　子宫颈浸润癌的治疗

应根据临床分期、年龄、全身情况结合医疗技术水平及设备条件综合考虑，制订治疗方案，选用适宜措施，重视首次治疗及个体化治疗。主要治疗方法为手术、放疗、化疗及姑息治疗，应根据具体情况配合使用。

一、手术治疗

（一）手术范围

子宫颈浸润癌的根治性子宫切除术的手术范围包括：子宫、子宫颈及骶、主韧带，部分阴道和盆腔淋巴结，及选择性主动脉旁淋巴结清扫或取样等。

盆腔淋巴切除的手术范围：双侧髂总淋巴结，髂外、髂内淋巴结，闭孔淋巴结。如果髂总淋巴结阳性或ⅠB2期及以上病例，需进行腹主动脉旁淋巴结清扫或取样。

（二）子宫颈浸润癌的子宫切除手术类型

子宫颈癌手术治疗方式包括保留生育功能手术、不保留生育功能手术、盆腔廓清术和腹主动脉±盆腔淋巴结切除分期手术。保留生育功能手术包括子宫颈锥切术和经腹或经阴道根治性子宫颈切除术。不保留生育功能手术采用凯勒-莫罗（Querleu-Morrow，QM）分型，包括筋膜外子宫切除术（A型）、改良根治性子宫切除术（B型）、根治性子宫切除术（C型）和超根治性子宫切除术（D型）。C型手术又分为保留膀胱神经（C1型）和不保留膀胱神经（C2型）。放疗后盆腔中心性复发或病灶持续存在可选择盆腔廓清术，包括前盆腔廓清术：即切除生殖道和膀胱、尿道；后盆腔廓清术：即切除生殖道和部分乙状结肠和直肠；全盆腔廓清术：即切除生殖道和膀胱、尿道、部分乙状结肠和直肠。关于盆腔淋巴结的处理，可选择双侧盆腔淋巴结切除或前哨淋巴结显影。

（三）手术治疗原则

主要用于ⅠA～ⅡA期的早期患者，其优点是年轻患者可保留卵巢及阴道功能。

1. ⅠA1期 对于经锥切确诊无脉管间隙侵犯者，如患者无生育要求，可行A型子宫切除手术；如有生育要求，可行子宫颈锥切术。如存在脉管侵犯者，建议行B型子宫切除手术＋盆腔淋巴清扫术，对于要求保留生育功能的患者可同ⅠA2期者行根治性子宫颈切除术加盆腔淋巴结切除术。

2. ⅠA2期 行根治性子宫切除术（B型）加盆腔淋巴结切除术（或SLN显影）。要求保留生育功能者，可选择根治性子宫颈切除术加盆腔淋巴结切除术（或SLN显影）。不宜手术者可行腔内和体外放疗。

3. ⅠB1、ⅠB2和ⅡA1期 有生育要求者：ⅠB1期可行根治性子宫颈切除术（C型）。ⅠB2期肿瘤直径为2.0～4.0cm者，推荐行经腹根治性子宫颈切除术（C型）。无生育要求推荐C型根治性子宫切除手术＋盆腔淋巴结切除术±腹主动脉旁淋巴结切除术。根治性子宫切除术的标准术式是开腹入路。

4. ⅠB3和ⅡA2期 推荐根治性放疗或手术治疗。

5. ⅡB～ⅣA期 采用铂类药物为基础的同步放化疗。

6. ⅣB期 子宫颈癌，寡转移病灶，若适合局部治疗，可考虑局部、消融切除±个体化放疗±全身系统性治疗；全身广泛转移者，应进行全身系统性治疗及支持治疗,参加临床试验。免疫治疗可用于晚期或复发的子宫颈癌。

二、放射治疗

适用于各期别子宫颈浸润癌,但主要应用于ⅡB期以上中晚期患者及早期但不能耐受手术治疗者及子宫颈癌术后的补充治疗。

三、化学治疗

主要应用于放疗患者的化疗增敏(同步放化疗)、新辅助化疗以及晚期远处转移、复发患者的姑息治疗等。

四、子宫颈癌术后的辅助治疗

手术治疗的患者,术后有以下因素者复发的危险性增加:淋巴结阳性、宫旁阳性、手术切缘阳性,这些患者术后采用同步放化疗。中危因素采用"Sedlis 标准"术后放疗,具体见表 7-2。

表 7-2　Sedlis 标准

淋巴脉管间隙浸润	间质浸润	肿瘤直径
+	外 1/3	任何大小
+	中 1/3	≥2cm
+	内 1/3	≥5cm
−	中或外 1/3	≥4cm

五、特殊类型子宫颈癌的处理

(一)复发子宫颈癌的治疗

绝大多数子宫颈癌复发在诊断后 3 年之内,大多预后不良。对于大范围的复发或远处转移者,通常采用姑息治疗,可选择体力状态好的患者进行含铂类药全身化疗、血管生成抑制剂贝伐珠单抗、免疫治疗。初始手术治疗后盆腔复发,不选择根治性治疗或盆腔脏器廓清术。放疗后复发者,盆腔脏器廓清术是一种可选的治疗方式。

(二)意外发现的子宫颈癌的治疗

意外发现的子宫颈癌是指因子宫良性病变行单纯子宫切除术,术后发现浸润性子宫颈癌。可行盆腹腔 CT、肺 CT 及盆腔 MRI,有条件者可行 PET/CT 检查,以评估疾病的扩散范围,可给予盆腔外照射(加或不加同步化疗),或考虑加阴道近距离照射。

（三）妊娠期子宫颈癌的处理

由多学科包括产科、儿科等在内共同参与制订最佳的治疗方案，所有的治疗措施均应在和患者及其配偶充分讨论后作出决定，并尊重患者的意愿。妊娠期子宫颈癌的处理和非妊娠期是一致的。在妊娠 20 周前诊断，由于推迟治疗会降低患者的生存率。如果 20 周后诊断，对于ⅠA2 和ⅠB1 期，可推迟治疗。权衡母亲和胎儿健康的风险医治平衡后，通常不低于 34 孕周给予剖宫产和根治性子宫切除术。延迟治疗期间需考虑采用化疗来阻止疾病进展。

六、子宫颈浸润癌的姑息治疗

（一）姑息治疗的目的

姑息治疗的目的是提高面临死亡威胁的患者以及家属的生活质量，姑息治疗不仅仅是临终关怀，而且包含所有病痛症状的处理，例如疼痛的处理。在资源匮乏的地区，妇女得不到有组织的筛查，患者的子宫颈癌诊断时通常处于中晚期阶段，此时治愈近乎不可能。在这种情况下，需要有医护队伍的投入，考虑其未来的需求，以预测会出现的问题，并加以预防和处理。家庭、社区、各级医疗机构的人员应合作提供姑息治疗。

（二）姑息治疗的原则

提供缓解和减轻疼痛及其他症状的方法；珍视生命并将死亡视为一种正常的过程；不以延长或缩短生命为治疗目的；将临床的、心理的和精神方面的关怀结合起来考虑；提高生活质量并给病程带来正面影响。

（三）姑息治疗的组成部分

1. 症状的预防和处理 包括姑息性放疗以缩小肿瘤；对阴道分泌物、瘘、阴道出血、营养问题、压疮、痉挛等的处理。教会家属如何预防问题的发生以及如何在患者的日常生活中给予支持。

2. 疼痛缓解 通过医学管理和非医学方法相结合的办法实现疼痛缓解。

3. 心理和精神上的支持 是姑息治疗非常重要的环节。

4. 与家属协作 保健人员保证患者及家属能充分理解疾病的特点和预后以及相关的治疗方案。

总之，对于子宫颈浸润癌患者首先应进行全面的临床评估，确定分期，然后根据分期以及患者的综合情况决定治疗方案，对于中晚期的患者应进行合理的姑息治疗，提高患者的生活质量。

参 考 文 献

[1] WHO Classification of tumours Editorial Board. Female Genital Tumours. WHO，2023.

[2] MARABELLE A，LE DT，ASCIERTO PA，et al. Efficacy of pembrolizumab in patients with noncolorectal high microsatellite instability/mismatch repair-deficient cancer：results from the phase II KEYNOTE-158 study. J Clin Oncol，2020，38（1）：1-10.

[3] CIBULA D，ABU-RUSTUM NR，BENEDETTI-PANICI P，et al. New classification system of radical hysterectomy：emphasis on a three-dimensional anatomic template for parametrial resection. Gynecol Oncol，2011，122（2）：264-268.

[4] RAMIREZ PT，FRUMOVITZ M，PAREJA R，et al. Minimally invasive versus abdominal radical hysterectomy for cervical cancer. N Engl J Med，2018，379（20）：1895-1904.

[5] UPPAL S，GEHRIG PA，PENG K，et al. Recurrence rates in patients with cervical cancer treated with abdominal versus minimally invasive radical hysterectomy：a multi-institutional retrospective review study. J Clin Oncol，2020，38（10）：1030-1040.

[6] OLAWAIYE AB，BAKER TP，Washington MK，et al. The new（version 9）American Joint Committee on Cancer tumor，node，metastasis staging for cervical cancer. CA Cancer J Clin，2021，71（4）：287-298.

[7] DELARA R，YANG J，BUCKNER-PETTY S，et al. Surgical or imaging lymph node assessment in locally advanced cervical cancer：a systematic review and meta-analysis. J Gynecol Oncol，2020，31（6）：e79.

[8] MINION LE，TEWARI KS. Cervical cancer-state of the science：from angiogenesis blockade to checkpoint inhibition. Gynecol Oncol，2018，148（3）：609-621.

[9] CHUNG HC，SCHELLENS JHM，DELORD JP，et al. Pembrolizumab treatment of advanced cervical cancer：updated results from the phase 2 KEYNOTE-158 study. J Clin Oncol，2018，36（15）：5522.

[10] KADKHODAYAN S，HASANZADEH M，TREGLIA G，et al. Sentinel node biopsy for lymph nodal staging of uterine cervix cancer：a systematic review and meta-analysis of the pertinent literature. Eur J Surg Oncol，2015，41（1）：1-20.

[11] FRUMOVITZ M，PLANTE M，LEE PS，et al. The FILM trial：a randomized phase Ⅲ multicenter study assessing near infrared fluorescence in the identification of sentinel lymph nodes（SLN）. Gynecol Oncol，2018，149：7.

[12] MALL W JR，BOSCH WR，HARKENRIDER MM，et al. NRG oncology/RTOG consensus guidelines for delineation of clinical target volume for intensity modulated pelvic radiation therapy in postoperative treatment of endometrial and cervical cancer：an update. Int J Radiat Oncol Biol Phys，2021，109（2）：413-424.

[13] KLOPP AH，YEUNG AR，DESHMUKH S，et al. Patient-reported toxicity during pelvic

intensity-modulated radiation therapy：NRG oncology-RTOG 1203. J Clin Oncol，2018，36
（24）：2538-2544.

[14] HUANG H，FENG YL，WAN T，et al. Effectiveness of sequential chemoradiation vs
concurrent chemoradiation or radiation alone in adjuvant treatment after hysterectomy for
cervical cancer：the STARS phase 3 randomized clinical trial. JAMA Oncol，2021，7（3）：
361-369.

[15] TRIFILETTI DM，SWISHER-MCCLURE S，SHOWALTER TN，et al. Postoperative
chemoradiation therapy in high-risk cervical cancer：re-evaluating the findings of gynecologic
oncology group study 109 in a large，population-based cohort. Int J Radiat Oncol Biol Phys，
2015，93（5）：1032-1044.

[16] AL MOUSTAFA A，AL-AWADHI R，MISSAOUI N，et al. Human papillomaviruses-related
cancers. Human Vaccines & Immunotherapeutics，2014，10（7）：1812-1821.

[17] BASU P，HASSAN S，FILEESHIA F，et al. Knowledge，Attitude and Practices of Women
in Maldives Related to the Risk Factors，Prevention and Early Detection of Cervical Cancer.
Asian Pacific Journal of Cancer Prevention，2014，15（16）：6691-6695.

[18] BAUDU A，PRÉTET J，RIETHMULLER D，et al. Prevalence and risk factors of human
papillomavirus infection types 16/18/45 in a cohort of French females aged 15-23years.
Journal of Epidemiology and Global Health，2014，4（1）：35-43.

[19] CHARY AN，ROHLOFF PJ. Major challenges to scale up of visual inspection-based cervical
cancer prevention programs：the experience of Guatemalan NGOs. Glob Health Sci Pract，
2014，2（3）：307-317.

[20] FRAZER IH. Development and Implementation of Papillomavirus Prophylactic Vaccines.
The Journal of Immunology，2014，192（9）：4007-4011.

[21] FU LY，BONHOMME L，COOPER SC，et al. Educational interventions to increase HPV
vaccination acceptance：A systematic review.Vaccine，2014，32（17）：1901-1920.

[22] YANIKKEREM E，KOKER G. Knowledge，Attitudes，Practices and Barriers Towards HPV
Vaccination among Nurses in Turkey：a Longitudinal Study. Asian Pacific Journal of Cancer
Prevention，2014，15（18）：7693-7702.

[23] 郑文新，沈丹华，郭东辉. 妇产科病理学. 2版. 北京：科学出版社，2021：266-316.

[24] HERRINGTON CS，KIM K-R，KONG CS，et al. Tumours of the uterine cervix .In WHO
Classification of tumors editorial board edit：WHO Classification of tumors. 5th ed. IARC
Lyon，2020：335-387.

附　　录

附录1　名　词　解　释

1. 粗发病率　一定期间内特定范围人群中新发病例出现的频率,描述实际新发病例的发生状况。

2. 粗死亡率　一定期间内特定范围人群中死亡病例出现的频率,描述实际发生的死亡状况。

3. 中标率　中国人口年龄标化率。根据不同时期中国人口年龄构成对人群的发病率或死亡率进行标化。

4. 世标率　世界人口年龄标化率。根据不同时期世界人口年龄构成对人群的发病率或死亡率进行标化。

5. 年转移概率　目前所处的状态,几年以后转移到其他状态的概率。

6. 死亡专率　是按疾病的种类、性别等分类计算的死亡率。这里指的是子宫颈癌的死亡率。

7. 归因危险度　又叫特异危险度、危险度差和超额危险度,表示危险特异地归因于暴露因素的程度。

附录2　子宫颈癌综合防控与管理相关表格

附录2-1　子宫颈癌筛查个案登记表

编号：□□□□-□□□□□□-□□-□□□-□□□□□

姓名：_____　年龄：_____　联系电话：_____

身份证号：□□□□□□□□□□□□□□□□□□

住址：_____省_____县（区）_____乡（街道）_____村（社区）_____号

上报年份：_____年

（一）病史情况

既往接受过子宫颈癌筛查　1. 否　2. 是，（1）最近一次筛查时间：_____年

（2）三年前是否接受过筛查 ①是 ②否

月经情况	末次月经	_____年_____月_____日
	绝经	1. 否　2. 是（绝经年龄_____岁）
孕产史	孕次_____，分娩次_____	

既往是否接种过HPV疫苗1. 是　2. 否（选"否"跳至妇科检查）
接种HPV疫苗时间　_____（年份）
接种HPV疫苗类型　1. 进口二价　2. 进口四价　3. 进口九价　4. 国产二价 5. 其他_____

（二）妇科检查

外阴	1. 正常　2. 白斑　3. 溃疡　4. 湿疣　5. 疱疹　6. 肿物7. 其他____
阴道	1. 正常　2. 充血　3. 溃疡　4. 湿疣　5. 疱疹　6. 肿物　7. 其他____
分泌物	1. 正常　2. 异味　3. 血性　4. 脓性　5. 泡沫样　6. 豆渣样 7. 其他_____
子宫颈	1. 正常　2. 触血3. 息肉　4. 糜烂样　5. 菜花样　6. 其他_____
子宫	1. 正常　2. 大小（正常、如孕周）　3. 肿物（大小、性状、位置）_____ 4. 脱垂　5. 压痛　6. 其他_____
附件（盆腔）	1. 正常　2. 压痛（左、右）　3. 肿物（左右）（大小、性状、位置）_____ 4. 其他_____
分泌物检查	1. 清洁度（Ⅰ度、Ⅱ度、Ⅲ度、Ⅳ度）　2. 滴虫　3. 假丝酵母菌 4. 加德纳菌　5. 线索细胞　6. 其他_____

妇科检查临床诊断	1. 未见异常 2. 异常 ①外生殖器尖锐湿疣；②滴虫性阴道炎；③外阴阴道假丝酵母菌病；④细菌性阴道病；⑤黏液脓性子宫颈炎；⑥子宫颈息肉；⑦子宫肌瘤；⑧其他，请注明_____	
检查机构：_____		检查人员：_____
检查日期：_____年_____月_____日		

（三）HPV 检测

HPV 检测	1. 阴性 2. 阳性 （1）HPV 亚型，请勾选（16，18，31，33，35，39，45，51，52，56，58，59，66，68，其他请注明_____） （2）未分型	
需进一步检查	1. 是（①宫颈细胞学检查　②阴道镜检查）　2. 否	
检查机构：_____		检查人员：_____
检查日期：_____年_____月_____日		

（四）宫颈细胞学检查

宫颈细胞取材方式	1. 巴氏涂片　2. 液基/薄层细胞学检查　3. 其他：_____
TBS 分类报告结果	1. 未见上皮内病变细胞和恶性细胞 2. 无明确诊断意义的不典型鳞状细胞（ASC-US） 3. 不能排除高级别鳞状上皮内病变的不典型鳞状细胞（ASC-H） 4. 低级别鳞状上皮内病变（LSIL） 5. 高级别鳞状上皮内病变（HSIL） 6. 鳞状细胞癌（SCC） 7. 非典型腺细胞（atypical endometrial cells，AGC） 8. 不典型宫颈管腺细胞倾向瘤变 9. 子宫颈管原位腺癌 10. 腺癌
需阴道镜检查	1. 是　2. 否
检查单位：_____　报告人员：_____
报告日期：_____年_____月_____日

（五）阴道镜检查

阴道镜检查充分性	1. 充分　2. 不充分
转化区可见性	1. 完全可见　2. 部分可见　3. 完全不可见

续表

初步诊断	1. 未见异常　2. 异常 ①低度病变；②高度病变；③可疑癌 3. 其他，请注明_____
需组织病理检查	1. 是　2. 否

检查单位：_____　　报告人员：_____

检查日期：_____年_____月_____日

（六）组织病理检查

组织病理学检查结果	1. 未见异常 2. 异常 ①炎症；②低级别鳞状上皮内病变（LSIL）；③高级别鳞状上皮内病变（HSIL）　④宫颈原位腺癌（AIS）；⑤宫颈微小浸润癌（鳞癌 / 腺癌）； ⑥宫颈浸润癌（鳞癌 / 腺癌）⑦其他，请注明_____
诊断机构：_____　　报告人员：_____	
诊断日期	_____年_____月_____日

（七）最后诊断

1. 未见异常

2. 异常：（包括组织病理检查结果和临床诊断）

(1) 低级别鳞状上皮内病变（LSIL）　(2) 高级别鳞状上皮内病变（HSIL）　(3) 宫颈原位腺癌（AIS）　(4) 宫颈微小浸润癌（鳞癌 / 腺癌）　(5) 宫颈浸润癌（鳞癌 / 腺癌）　(6) 滴虫性阴道炎　(7) 外阴阴道假丝酵母菌病　(8) 细菌性阴道病　(9) 外生殖器尖锐湿疣　(10) 子宫肌瘤　(11) 黏液脓性宫颈炎　(12) 宫颈息肉　(13) 其他生殖系统恶性肿瘤，请注明_____　(14) 其他生殖系统良性疾病，请注明_____　(15) 不详

诊断机构：_____　　诊断人员：_____

诊断日期：_____年_____月_____日

（八）随访治疗情况

随访情况：1. 已随访　2. 失访

子宫颈病变接受治疗情况：1. 是　2. 否

随访机构：_____　　随访人员：_____

随访日期：_____年_____月_____日

备注

附录 2-2　子宫颈癌筛查统计报表

基本情况

1	2	3	4	5
省（区、市）	市（地、州、盟）	县（市、区、旗）	本地区 35~64 周岁目标妇女数	筛查类型

子宫颈癌筛查

总体情况		HPV检测			子宫颈细胞学检查									阴道镜检查			组织病理检查（最后诊断）					随访治疗	
6	7	8	9	10	11	12	13	14	15	16	17	18	19	20	21	22	23	24	25	26	27	28	29
结案人数	初筛方法	检测人数	高危型阳性人数	检查人数	无明确诊断意义的不典型鳞状细胞（ASC-US）	不能排除高级别鳞状上皮内病变的不典型鳞状细胞（ASC-H）	低级别鳞状上皮内病变（LSIL）	高级别鳞状上皮内病变（HSIL）	鳞状细胞癌（SCC）	不典型腺上皮细胞	不典型颈管腺细胞倾向瘤变	颈管原位腺癌（AIS）	腺癌	应查人数	实查人数	异常人数	应查人数	实查人数	子宫颈癌前病变人数	子宫颈微小浸润癌人数	子宫颈浸润癌人数	随访人数	治疗人数

附录2-3　子宫颈癌筛查后治疗情况汇总表

（_____年_____季度）

| 病理结果 | 是否治疗（是，否，不详） | 消融治疗 | | | | 子宫颈切除 | | 子宫颈癌手术 | 化疗 | 放疗 | 其他治疗 | 总计 |
		冷冻	微波	激光	其他	LEEP	CKC					
低级别鳞状上皮内病变（LSIL）												
高级别鳞状上皮内病变（HSIL）												
子宫颈原位腺癌（AIS）												
子宫颈浸润癌（鳞癌/腺癌）												
总计												

附录2-4　子宫颈癌筛查细胞学检查结果和阴道镜下活检病理结果汇总表

（_____年_____季度）

| 细胞学结果 | 阴道镜下活检病理结果 | | | | | | 其他 | 总计 |
	未做活检	未见异常	低级别鳞状上皮内病变（LSIL）	高级别鳞状上皮内病变（HSIL）	子宫颈原位腺癌（AIS）	子宫颈浸润癌（鳞癌/腺癌）		
未见异常								
无明确诊断意义的不典型鳞状细胞（ASC-US）								
不能排除高级别鳞状上皮内病变的不典型鳞状细胞（ASC-H）								
低级别鳞状上皮内病变（LSIL）								
高级别鳞状上皮内病变（HSIL）								
鳞状细胞癌（SCC）								
非典型腺细胞（AGC）								
不典型颈管腺细胞倾向瘤变								

续表

细胞学结果	阴道镜下活检病理结果							
	未做活检	未见异常	低级别鳞状上皮内病变（LSIL）	高级别鳞状上皮内病变（HSIL）	子宫颈原位腺癌（AIS）	子宫颈浸润癌（鳞癌/腺癌）	其他	总计
颈管原位癌								
腺癌								
总计								

附录2-5　阴道镜检查及活检病理结果汇总表

（_____年_____季度）

阴道镜结果	阴道镜下活检病理结果							
	未做活检	未见异常	低级别鳞状上皮内病变（LSIL）	高级别鳞状上皮内病变（HSIL）	宫颈原位腺癌（AIS）	宫颈浸润癌（鳞癌/腺癌）	其他	总计
未见异常								
低度病变								
高度病变								
可疑癌								
其他								
总计								

附录2-6　HPV疫苗接种登记册

疫苗名称：_____生产企业：_____规格（剂/支或粒）：_____

有无批签发合格证：_____

接种单位：_____

接种人数：_____联系电话：_____

编号	姓名	性别	出生日期	疫苗批号	接种日期	接种组织形式	接种*剂次	接种剂量	接种途径	接种部位	不良反应*	下次接种时间

注：*写明不良反应具体名称。

附录 2-7 子宫颈癌初筛检查登记表

机构名称＿＿＿＿＿＿＿＿＿＿＿＿＿

序号	编号/身份证号	筛查日期	姓名	年龄	联系方式	住址	初筛结果		分流结果			建议	随访结果	下次随访时间/结果	备注
							HPV	细胞学	细胞学	HPV	VIA				

附录 2-8 阴道镜检查登记表

机构名称＿＿＿＿＿＿＿＿＿＿＿＿＿

序号	编号/身份证号	检查日期	姓名	年龄	联系方式	住址	筛查结果			阴道镜检查指征(筛查异常/临床指征)	阴道镜检查结果	建议	随访结果	备注
							细胞学	HPV	VIA					

附录 2-9 病理检查登记表

机构名称＿＿＿＿＿＿＿＿＿＿＿＿＿

序号	病理号	病案号/编号	登记日期	标本接收日期	姓名	年龄	联系方式	初筛结果	阴道镜检查结果	送检标本			病理诊断结果	报告日期
										活检	ECC	锥切		

续表

序号	病理号	病案号/编号	登记日期	标本接收日期	姓名	年龄	联系方式	初筛结果	阴道镜检查结果	送检标本			病理诊断结果	报告日期
										活检	ECC	锥切		

附录 2-10　子宫颈癌筛查结果异常/可疑病例随访登记表

机构名称_____

登记日期	姓名	年龄	编号/身份证号	联系方式	HPV检测情况		细胞学检查情况		阴道镜检查情况				病理检查情况		随访治疗情况		备注
					检查结果	报告日期	检查结果	报告日期	是否检查	未查原因	检查日期	检查结果	是否检查	报告日期	检查结果	是否失访	是否治疗	

附录 2-11　督导评估指标定义

1. 组织管理及执行指标过程指标

（1）子宫颈癌防治核心知识知晓率：抽样调查妇女中能正确回答 80% 及以上子宫颈癌防治健康教育核心信息的比例。

（2）适龄女性 HPV 疫苗接种率：某时间段某地区接受 HPV 疫苗接种的相应年龄段女孩/妇女中占该地区该年龄段女孩/妇女的比例。

（3）子宫颈癌筛查覆盖率：在推荐间隔期间内进行子宫颈癌检查的妇女占目标妇女人群的比例。如：某地区 3 年内接受子宫颈癌检查的 35～64 岁妇女占所有 35～64 岁妇女的比例。

（4）子宫颈癌筛查异常检出率：某时间段某地区内接受子宫颈癌筛查的妇女中结果异常者所占的比例。

（5）阴道镜检查异常检出率：某时间段某地区内接受阴道镜检查的女性中结果异常者所占的比例。

（6）子宫颈癌及癌前病变检出率：某时间段某地区内实际进行子宫颈癌筛查的妇女中子宫颈组织病理检查结果高级别病变、原位腺癌和微小浸润癌所占的比例。

（7）子宫颈癌早诊率：某地区统计年度内实际进行子宫颈癌筛查妇女中宫颈组织病理检查结果为高级别病变、原位腺癌和微小浸润癌所占的比例。

（8）子宫颈癌前病变及浸润癌治疗率：某时间段某地区子宫颈癌检查中子宫颈组织病理检查结果为子宫颈癌前病变及浸润癌患者接受了治疗（包括手术、放疗、化疗和姑息治疗）的人数占本地区同期内子宫颈组织病理检查结果为子宫颈癌前病变或浸润癌的妇女人数。

2. 结果指标

（1）子宫颈癌发病率：某时间段某地区某年龄段新发子宫颈癌患者占本地区同期内此年龄段所有妇女的比例。

（2）子宫颈癌死亡率：某时间段某地区某年龄段诊断为子宫颈癌的患者中发生死亡的比例。

附录3　子宫颈癌筛查标本取材方法

一、子宫颈细胞学取材

以子宫颈外口为圆心，在子宫颈外口鳞柱上皮交接处（转化区）及子宫颈管内，用子宫颈刷单向旋转刷取 2～3 周，应尽量避免损伤子宫颈引起出血，影响检查结果。在取材时如发现子宫颈及阴道任何肉眼可见的可疑区域，应同时取材。如采用传统巴氏涂片，需立即将刷取的标本均匀薄薄涂于载玻片上，应顺同一方向轻轻均匀推平，不宜太厚，切忌来回涂抹，涂片面积应不小于玻片的 2/3。

如采用液基细胞学，需立即将取材器上的细胞尽可能全部洗入或将毛刷头取下直接放入装有保存液的容器中送检。

二、HPV 检测取材

1. 医生采集标本

（1）用取材器在子宫颈管取材。将取材器插入子宫颈口 1～1.5cm，沿同一方向旋转 2～3 圈，将刷头立即放入装有保存液的容器中，充分震荡。如果同时进行细胞学及 HPV 检测取材，并需使用不同的保存液保存，建议先行细胞学取材，后行 HPV 检测取材。

（2）取材后将收集的标本立即放入装有细胞保存液的容器中。

（3）将受检者姓名、标本编号和采样日期正确地标记于保存液的瓶子上，送检。

2. 自我采集标本

（1）按照检查试剂盒说明书，向受检者讲解如何使用取材器在阴道深部自行采集标本。

（2）提供取材器和装有保存液的标本收集瓶。

（3）受检者可在诊室的私密处采集标本，也可以在家采集。

（4）如果在家自我采集标本，受检者应尽快将标本送到标本收集点，无论什么情况，都应该遵照试剂盒说明在规定的时间内送达。

附录4　子宫颈细胞学贝塞斯达报告系统（TBS-2014）

子宫颈细胞学贝塞斯达报告系统（the Bethesda system，TBS）诞生于 1988 年，并于 1991 年、2001 年和 2014 年进行了 3 次补充和修改，其目的是建立能够提供明确管理阈值和减少观察者间差异的判读标准及报告术语。子宫颈 TBS 细胞学报告内容主要包括涂片类型、涂片质量评估、细胞学判读结果。

一、涂片类型

需要说明标本采用的是传统巴氏涂片、液基细胞涂片还是其他类型涂片。

二、涂片质量评估

1. 满意标本　需列出有无化生细胞和子宫颈管细胞，有无血细胞或炎细胞影响等质量问题，一般具备以下 3 点：

（1）有明确的标记。

（2）有相关的临床资料。

（3）有足够量的保存好的鳞状上皮细胞。可以明确辨认的鳞状上皮细胞在传统涂片至少有 8 000 个，液基细胞涂片至少有 5 000 个。TBS-2014 提出对于绝经后萎缩、放疗后、子宫切除后的妇女涂片中保存好的鳞状上皮细胞可以少至 2 000 个。此外，只要有异常细胞（非典型鳞状细胞或非典型腺细胞及更严重病变的细胞）的标本都属于满意的范围。

2. 不满意标本

（1）拒绝接收的标本：①申请单及标本缺乏明确标记；②载玻片破碎不能被修复。

（2）经评价不满意的标本：①保存好的鳞状上皮细胞在传统涂片不足 8 000 个，在液基细胞涂片不足 5 000 个，在绝经后萎缩、放疗后、子宫切除后的妇女涂片中不足 2 000 个；②由于血液、炎细胞，细胞过度重叠、固定差、过度干燥，污染等因素影响 75% 以上的鳞状上皮细胞观察。

3. 细胞学判读结果　TBS 报告系统将细胞学判读结果总体分为三大类：未见上皮内病变细胞或恶性细胞、其他及上皮细胞异常。

（1）未见上皮内病变细胞或恶性细胞（NILM）：包括病原体和非瘤细胞发现。这一类强调的是病变的阴性性质，TBS-2014 版在这一类中提供了更全面的形态学变化类型以利于使其与上皮细胞异常鉴别。细胞学能够识别的病原体类型有：引起细菌性阴道病的短小球杆菌、放线菌、霉菌、滴虫、单纯疱疹病毒（human herpesvirus，HSV）感染及巨细胞病毒感染。非瘤细胞发现包括：反应性细胞改变（炎症、放疗、宫内节育器等）和非瘤细胞变化（萎缩、妊娠、鳞状化生、输卵管化生、角化反应等）。

（2）其他：是指在≥45岁妇女的涂片中见到子宫内膜细胞，而未发现鳞状或腺上皮病变细胞或恶性细胞。如果脱落的子宫内膜细胞与月经有关应注明。异常脱落（与月经无关）的良性表现的子宫内膜细胞出现在45岁及以上妇女涂片中有发生子宫内膜癌的风险，并且这种风险随着年龄的增加而增高，绝经后妇女的涂片中出现宫内膜细胞是非常有意义的发现。TBS-2014要求在细胞学报告中不但要对绝经后妇女涂片中的子宫内膜细胞报告，还需要建议做子宫内膜检查。

（3）上皮细胞异常：包括鳞状上皮细胞异常和腺上皮细胞异常。

1）鳞状细胞异常

A．非典型鳞状细胞（ASC）：上皮细胞异常提示鳞状上皮内病变，但在数量或质量上不足以确定诊断。非典型鳞状细胞的基本特征是：鳞状分化，核质比增加，轻微核结构改变（轻微深染、染色质集结、不规则、脏污或多核）。ASC又进一步分为无明确诊断意义的不典型鳞状细胞（ASC-US）和不能排除高级别鳞状上皮内病变的不典型鳞状细胞（ASC-H）。

● ASC-US细胞改变提示LSIL，但不足以确定诊断。细胞核增大是正常中层鳞状细胞核的2.5~3倍，核质比轻度增加，染色质轻微增多，核的形状可以不规则，橘红色致密胞质的角化不良细胞和不典型挖空细胞常见。

● ASC-H细胞大小与不成熟化生细胞相似，核增大是正常化生细胞核的1.5~2.5倍，核质比接近HSIL，但核不正常（如染色质增多、不规则和核形状不规则）不如HSIL明显。

B．鳞状上皮内病变（SIL）：分为低级别鳞状上皮内病变（LSIL）和高级别鳞状上皮内病变（HSIL）。

● LSIL主要是由高危HPV短暂感染/低危HPV感染引起的细胞形态学改变。细胞核的不正常改变一般限于中、表层鳞状细胞，有丰富的、成熟的胞质和明确的胞界，核增大至少是正常中层细胞核的3倍，大小和形状可以有不同。染色质增多，核质比升高，可有双核或多核。染色质常是颗粒状、均匀分布，也可表现得模糊不清或致密不透明。核膜常有轻微不规则，一般不存在核仁，可以有挖空细胞（清晰勾画的、明亮的核周带和致密、深染的胞质缘）和/或致密的嗜伊红色胞质的角化细胞。对于挖空细胞和角化细胞必须显示核异常，无核异常不符合 LSIL 的诊断。

- HSIL 主要是由高危 HPV 持续感染引起的细胞形态学改变，不正常的细胞较低度病变的细胞小而不成熟。HSIL 细胞可以单个散在、合体状或三维立体状排列。细胞大小不同，可以从相似于 LSIL 的细胞到十分小的基底型细胞。核增大程度与 LSIL 相同或较小，但胞质面积下降，核质比例显著升高。染色质明显增多、颗粒或细或粗、均匀分布，核膜十分不规则、呈锯齿状或有裂隙，一般无核仁，但当高度病变累及颈管腺体时可见核仁。偶尔，涂片中细胞特征介于 LSIL 和 HSIL 之间。对于这种病例，TBS-2014 提出可以采用 LSIL 和 ASC-H 两个判读结果。表明除存在 LSIL 外，还有一些细胞提示 HSIL 的可能。需注意只有少数病例会出现这种介于中间的形态，大多数病例经过全面仔细观察可以明确分成 LSIL 或 HSIL。

C. 鳞状细胞癌（SCC）：除呈现 HSIL 的特点外，有了浸润表现：细胞大小和形态显著不一致，可以有明显的核和质畸形及明显增大的单个或多个核仁，染色质贴边或有明显的分布不均匀，涂片背景中常有肿瘤素质（退变坏死的肿瘤细胞和陈旧性出血）。

2）腺细胞异常：子宫颈涂片中的异常腺细胞主要来自子宫颈管、子宫内膜，还有一些来自子宫体以外或不能明确来源。腺细胞来源不同分类也有所不同。

A. 子宫颈管／不能明确来源的腺细胞异常分为 4 类：非典型腺细胞，不典型腺细胞无具体指定（AGC-NOS）、不典型腺细胞倾向瘤变（AGC-FN）、原位腺癌（AIS）和腺癌。

- AGC-NOS：腺细胞核的不典型改变超过了反应性或修复性改变，但缺乏原位癌或浸润腺细胞癌的特点。细胞排列呈片状或条索状，有些核拥挤、重叠，核增大、大小和形状有些不同，有轻度染色质增多。常存在核仁，核分裂象少见，虽核质比例增加，但胞质较丰富，常可以识别胞界。

- AGC-FN：腺细胞形态学改变提示原位腺癌或浸润腺癌，但无论在数量上还是在质量上均不足以诊断原位癌或浸润腺癌。不正常细胞拥挤成片或呈条索状排列，核拥挤重叠，但玫瑰花样或羽毛状样排列的细胞群少见。核增大，染色质增多，偶尔可见核分裂象。核质比例增加，胞质量减少，细胞界限常不清晰。

- AIS：是颈管腺上皮的高度病变。特点是核增大、深染、成层，核分裂活跃，但没有浸润表现。细胞排列呈片状、团块状、假复层条索状、栅栏状、玫瑰

花样和 / 或羽毛状。核拥挤、重叠，可见单个异常腺细胞。核大小不一、卵圆形或拉长、核质比例增加。染色质增多、均匀分布，粗颗粒状染色质。核仁小或不明显，核分裂象和凋亡细胞常见，涂片背景中无肿瘤素质。

● 子宫颈腺癌：细胞学改变可以与原位腺癌重叠，但能显示浸润特点。不正常细胞量多，单个散在、成片、三维立体状或合体状排列，核多形性，染色质分布不规则、可见核内透亮区，核膜不规则，大核仁及胞质内空泡常见，可见肿瘤素质。

B. 子宫内膜腺细胞异常仅分为两类

● AGC-NOS：常呈小的细胞群，每群常为 5～10 个细胞。细胞核较正常宫内膜细胞核增大，染色质轻度增多，可以有小核仁，胞质少、可有空泡，细胞界限不清晰。

● 子宫内膜腺癌：细胞学特征极大地依赖于肿瘤的恶性程度。分化好的肿瘤脱落细胞少，细胞的不典型改变少，可能被判读为非典型宫内膜细胞。随着肿瘤恶性程度增加，细胞核增大，大小不同及极性紊乱明显，染色质增多、分布不均匀，可见核内透亮区，核仁变大，胞质减少。癌细胞质内常有白细胞，涂片背景中细颗粒状或渗出液样肿瘤素质可以不同程度存在。

C. 子宫以外的腺癌：腺癌细胞发生在清洁的背景中或显示的形态学表现不常见于子宫，应考虑子宫以外如卵巢、输卵管等的肿瘤。腹水中脱落的癌细胞亦可通过女性生理管道（输卵管、宫腔及宫颈管）出现在宫颈涂片中。

（4）其他恶性肿瘤：原发子宫颈和子宫体的不常见的肿瘤。

1）小细胞未分化癌：细胞形态相似于肺和其他部位的小细胞未分化癌。

2）恶性中胚叶混合肿瘤：发生于子宫内膜，可以侵及子宫颈。不常见（<5% 子宫恶性肿瘤），有高的侵袭力。双向分化，有上皮成分和间质成分。上皮成分相似于宫内膜腺癌，间质成分可以是纤维肉瘤、平滑肌肉瘤、横纹肌肉瘤、软骨和骨肉瘤等，免疫细胞化学和分子生物学研究可提供鉴别诊断依据。

3）肉瘤：原发于女性生殖道的肉瘤很少，单纯的肉瘤有平滑肌肉瘤、子宫内膜间质肉瘤、横纹肌肉瘤和纤维肉瘤。可起源于阴道、子宫颈、子宫体、输卵管或卵巢，但较多见于子宫体。大多数混合有未分化、多形性、多核或畸形细胞，难以进一步分型。

4）恶性黑色素瘤：常有单个散在的圆形、卵圆形或梭形细胞，可以有大而显著的核仁，胞质内有或无黑色素颗粒。S-100 蛋白、HMB-45、和 Melanin-A 等免疫细胞化学染色有助于鉴别诊断。

（5）转移癌：子宫以外的癌可以转移到子宫颈或表现在子宫颈涂片中：通过盆腔的原发肿瘤直接侵及子宫颈，常见的有子宫内膜癌、膀胱癌和直肠癌；通过淋巴和 / 或血液转移到宫颈的极少，常见的原发部位是胃肠道、卵巢和乳腺。

附录5　阴道镜检查步骤和注意事项

总体要求：阴道镜检查前各项准备充分，操作过程动作轻柔、观察细致、步骤清晰、判断准确，随着操作的进行，告知患者可能存在的不适感。在检查完毕后需要给出阴道镜的基本印象（阴道镜拟诊），并做出处理计划如随诊、子宫颈多点活检或子宫颈切除性手术等。

（一）阴道镜检查器械

无菌的阴道窥器、5% 醋酸、5% 复方碘溶液，活检钳、刮匙、血管钳、消毒棉球、装有甲醛的小瓶、标签。

（二）阴道镜检查前

1. 受检者在阴道镜检查前至少 48 小时内避免性生活、阴道冲洗及用药。雌激素水平下降导致下生殖道上皮萎缩性改变的妇女，可于检查前 2～3 周阴道内局部应用雌激素以改善阴道镜检查质量。

2. 全面收集受检者的病史，包括首次性生活年龄、性伴侣数、妊娠史（如果阴道镜检查时处于妊娠状态，需确定孕周）、避孕措施及末次月经；有无异常阴道流血、排液和性交后出血史；既往子宫颈癌筛查史、筛查结果和是否接种了 HPV 疫苗；既往有无下生殖道的癌及癌前病变病史、有无免疫抑制状况史。在记录个人信息时需保护隐私，受检者未着装时的检查需布置私密空间。

3. 向受检者说明阴道镜检查的目的、方法和过程，同时签署知情同意书。

（三）阴道镜检查流程

1. 体位。被检查者取膀胱截石位（头部略高 15°～25°），全身放松，双手放松置于上腹部，检查者戴一次性隔离手套，将阴道窥器蘸少许生理盐水，调整好设备开始检查。

2. 外阴、阴道及子宫颈的观察。在放入阴道窥器之前，首先观察外阴及肛周皮肤纹路、色泽、有无赘生物、溃疡或者创伤、有无抓痕，并观察外阴分泌物性状及有无血迹。

沿阴道壁缓慢轻柔推进窥器，大约在阴道上 2/3 段的地方转成前后位，并在随后的推进中张开窥器前后叶，暴露子宫颈，同时转动窥器以全面观察整个阴道壁色泽、薄厚，有无充血、溃疡及赘生物等。观察子宫颈及阴道表面分泌物的性状，如有大量分泌物或血液，用棉球擦拭，整个过程中避免损伤子宫颈及阴道上皮，如有异常情况需同患者沟通及处理。

首先用低倍镜观察子宫颈及阴道的异常，如溃疡、纳氏囊肿、肉眼可疑癌或湿疣等，确定转化区（TZ）、新鳞柱交接及原始鳞柱交接区。如果转化区不可见，可以借助宫口扩张器观察子宫颈管口，如果借助宫口扩张器仍然无法完全暴露新鳞柱交接区，必要时考虑行 ECC。

3．生理盐水轻柔擦拭及清洁子宫颈及阴道。

4．醋酸染色试验。告知患者接下来的操作可能伴随阴道烧灼的感觉，然后用饱蘸 5% 醋酸溶液的棉球贴覆在子宫颈表面，让子宫颈表面、阴道穹窿及阴道壁同醋酸充分作用，60 秒后开始观察子宫颈上皮及阴道黏膜的变化。重点观察部位是子宫颈转化区及新鳞柱交接区，随时间延长观察子宫颈上皮和血管的变化，同时确定转化区的类型、病灶大小、位置、面积、程度及同转化区的关系。

5．碘染色试验。用 5% 复方碘溶液充分涂抹子宫颈表面、阴道穹窿及阴道壁可能存在病变的区域，观察碘染色程度、不着色区的大小。

6．阴道镜评估。结合生理盐水醋酸以及碘染色下的子宫颈上皮的变化以及血管特征做出阴道镜的评估，阴道镜检查是否充分，不充分者说明原因。

（1）从三个方面进行总体评估

1）充分性评估：每例检查都应该明确指出是否充分暴露子宫颈，有无其他因素影响检查的可靠性。如果子宫颈暴露困难，或者有炎症、出血、瘢痕等因素影响检查的充分性，应予以注明。

2）鳞柱交接的可见性评估：分为完全可见、部分可见或不可见三种。鳞柱交接"全部可见"指 360° 鳞柱交接全可以清楚看见；"部分可见"指大部分可见，但有一部分位于宫颈管内不可见；"不可见"指全部或大部分鳞柱交接位于宫颈管内不可见。

3）转化区的类型：1 型转化区指转化区全部位于宫颈外口以外，完全可见；2 型转化区指部分转化区位于宫颈外口以内，但在器械的协助下完全可见；3 型转化区指转化区部分位于宫颈外口以内，不能全部可见或完全不可见。

（2）阴道镜诊断：根据阴道镜下上皮及血管的改变综合作出阴道镜诊断，包括正常阴道镜所见 / 异常阴道镜所见及级别 / 可疑浸润癌 / 杂类。

7．确定活检部位。应对阴道镜下所有可见异常区域（醋白上皮、化生上皮及其他可见异常）行多点定位活检，有助于提高 HSIL 及以上病变的诊断率。如果需要活检应同患者沟通活检的必要性并征得患者同意，告知活检是从可疑有病变的部位取小块组织进行病理检查获得明确的诊断。活检操作可能会有轻微疼痛。当子宫颈转化区为 3 型或存在需要进行子宫颈管黏膜搔刮术指征时建议行子宫颈管黏膜搔刮术。活检和 / 或子宫颈管搔刮后，将所取标本按照不同部位分别放入装有甲醛溶液的容器中固定，并标识清晰患者的相关信息。

8. 子宫颈创面的处理。活检完毕后用消毒棉球压迫活检部位一段时间，取开棉球后创面无活动性出血则无需特殊处理；若有活动性出血可用带尾消毒纱球或纱布压迫创面，嘱患者 4 小时后自行取出。也可以创面涂抹止血药物或者覆盖止血纱布，查无明确活动性出血，缓慢退出阴道窥器，嘱患者稍事休息，无头晕、心慌、出汗等不适再起身，如有以上不适则嘱患者躺下并将双腿抬高，休息后上述症状多数能慢慢缓解。

9. 书写并打印阴道镜报告单。整个检查过程中应拍摄子宫颈及阴道内（必要时外阴）的异常图片并储存。书写阴道镜报告，具体内容需要包括以下要点：阴道镜检查是否充分，不充分者应说明原因（必要时应待原因去除后再次复查阴道镜），新鳞柱交接的可见性（完全可见 / 部分可见 / 不可见），转化区类型（1/2/3 型）。详细描述病灶的部位、面积、累及的象限、病变与转化区的关系等。阴道镜应包括对病变程度的印象（阴道镜拟诊）和具有代表性的图片。同时写明阴道镜检查术后注意事项。

10. 将所取标本贴好标签、详细填写病理申请单（应提供重要的临床信息）并送检。

（四）阴道镜检查后沟通

向患者告知阴道镜检查对于病变的基本印象（阴道镜拟诊），活检或者子宫颈管搔刮可能的意义。同时向患者讲明阴道镜检查后注意事项：

1. 1～2 周后阴道无明显出血及异常分泌物后可同房。

2. 如果出现阴道活动性出血、下腹痛、阴道脓性分泌物或者发热请及时回院就诊。

3. 1～2 周后来院取病理结果并阴道镜门诊复查。

（五）操作过程注意事项

动作轻柔、充分暴露、仔细观察。在放入阴道窥器之前，首先观察外阴、阴道前庭、会阴体及肛周皮肤黏膜情况和分泌物性状。沿阴道壁缓慢轻柔推进窥器的同时，仔细观察阴道壁和尽可能充分暴露子宫颈，避免损伤子宫颈及阴道上皮。依次使用生理盐水、3%～5% 醋酸，必要时使用复方碘溶液，观察上皮、血管、病变边界、轮廓等。先采用低倍镜观察子宫颈及阴道壁，识别转化区。如果转化区不完全可见，可以借助子宫颈扩张器或者其他工具帮助扩张子宫颈口以观察向内延伸的转化区和病变。如借助外界器械帮助无法完全暴露新鳞柱交接，必要时可考虑行子宫颈管搔刮术。如果醋酸染色后足以判断病变程度和范围，复方碘染色不是必需的。复方碘染色在某些情况下有助于低级别病变和高级别病变的鉴别和确定病变范围。

附录6　子宫颈癌前病变常用治疗方法

一、消融性治疗

常用方法为冷冻疗法、激光、电凝、冷凝等，是通过物理的方法破坏子宫颈表面的癌前病变组织，促使再生的正常上皮组织覆盖子宫颈创面，达到治疗的目的。

（一）冷冻治疗

采用冷冻的方法破坏子宫颈上的癌前病变组织。将一个高度冷却的金属盘（冷冻治疗头）覆盖到子宫颈来冷冻异常区域（连同周边的正常区域）（附图6-1）。使用压缩的二氧化碳（CO_2）或一氧化二氮（N_2O）的气体罐来实现冷冻治疗头的冷却。冷冻治疗最关注的是治疗的深度是否可以达到完全破坏子宫颈表面的癌前病变组织的目的，所以目前建议的冷冻治疗是采用双冻融的程序，治疗的时间大约需要 15 分钟，治疗期间妇女可能仅有轻度的下腹不适感，接受性良好。治疗后阴道的排液、少量的阴道血性分泌物排出可能持续一个月左右。常常在一个月后经过冷冻治疗的区域将被再生的正常上皮覆盖愈合。

冷冻治疗可以在各级卫生保健机构的门诊进行，无需麻醉，无需电力供应，由熟练掌握盆腔检查和经过冷冻疗法培训的卫生保健工作者（医生、护士或助产士）完成冷冻治疗的操作。如果妇女的主诉、盆腔检查或筛查细胞学检查、阴道镜检查以及病理结果高度可疑子宫颈浸润癌时，禁行冷冻治疗，建议行子宫颈诊断性切除术进一步明确诊断。如果从事冷冻治疗的卫生保健机构工作人员不具有排除浸润癌的能力，应禁行冷冻治疗，将患者转诊至上一级卫生保健机构进行进一步评估。

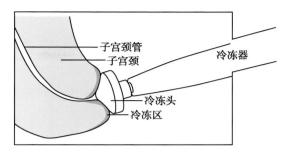

附图 6-1　冷冻治疗头在子宫颈表面的冰形成位置示意图

　　冷冻疗法的适应证同消融治疗适应证，需要注意的是患者的子宫颈癌前病变病灶位于子宫颈表面，面积不超过子宫颈的 3/4，且病变全部边界可见，未延伸至颈管内或阴道壁，治疗探头可完全覆盖。

　　治疗后的注意事项：冷冻破坏后的子宫颈正常上皮组织的再生大约需要一个月时间。接受治疗的患者应被告知在这段时间内，阴道将会有大量的水样分泌物排出，为预防感染应在阴道水样分泌物流出停止前避免性生活，如果不能避免应该使用避孕套。

　　（二）激光治疗

　　兴起于 20 世纪的 70～80 年代，主要用于子宫颈表面的 HSIL 的消融治疗。优势是在阴道镜下进行治疗时，治疗的范围可精准掌握。缺点是治疗的深度不确定，不能获得进一步的组织学诊断。故该方法不适用于需要进一步进行病理诊断的患者，不适用于病变向子宫颈管内延伸的患者。受仪器设备普及率差的影响，该方法目前在中国应用并不普及。

　　（三）电凝治疗

　　该方法的优势是非常便宜，治疗效果好，但其缺点是治疗时疼痛明显，可能需要全身麻醉，可能会引起子宫颈管的狭窄，同样该治疗不能获得进一步的组织学诊断。

　　（四）冷凝治疗

　　该方法在欧洲及澳大利亚使用比较普遍，原理是将病变组织暴露于可导致组织坏死的温度下（100℃），以达到破坏整个转化区、尽可能减少对正常组织的破坏以预防子宫颈浸润癌的目的。优势是便宜、有效及操作简单。缺点是治疗后阴道排液，以及缺乏进一步组织学的诊断。

　　由此可见，各种消融治疗效果均明显，操作简单，但缺点均是不能获得可用以进一步组织学诊断的标本，所以在选择该治疗方法前一定要进行严格的筛选,确保通过临床检查、细胞学等检测、阴道镜检查以及对最可疑病变区域的组织学诊断除外子宫颈浸润癌。对于不能除外子宫颈浸润癌或病变向子宫颈管内延伸的患者建议行子宫颈切除性手术治疗。

二、子宫颈切除性手术治疗

子宫颈切除性手术是去除转化区并获取标本进行组织学评估的过程,手术方式包括 LEEP 和 CKC。

(一)LEEP

使用由环形细金属丝制成的电手术装置以切除子宫颈的异常组织。环形电极同时具有切割以及凝固的双重作用,切除异常组织后使用球形电极凝固出血部位(附图 6-2)。LEEP 的治疗目的是切除整个转化区的病变组织。切除的组织送病理学进行进一步检查,对病变的程度进行全面评估。因此,LEEP 可提供双重目的,治疗(切除病灶)以及再诊断(切除的标本进行病理检查)。该治疗程序可以在门诊局部麻醉下进行,手术时间通常不超过 30 分钟,LEEP 手术患者在门诊观察室停留观察数个小时后,如无明显活动性出血时可以回家休养。LEEP 是一个相对简单的手术,但是只有经过专业培训的妇科阴道镜医生才能进行操作,示意图见附图 6-3。操作者需要具备识别并处理术中以及术后并发症的能力。LEEP 要求在具有经过专业培训的阴道镜医生的二级及以上卫生保健机构进行。

手术后的注意事项:手术后患者应被告知会有数天下腹轻微的痉挛感以及长达一个月的阴道分泌物增多。最初前 7~10 天可能是血性分泌物,逐渐过渡为黄色分泌物。子宫颈的组织再生需要一个月时间,在此期间,患者应避免性生活,假如不能避免性生活时,建议使用避孕套。

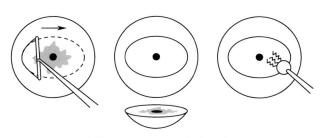

附图 6-2　LEEP 一步法示意图

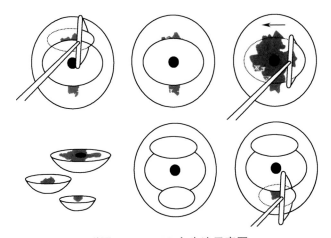

附图 6-3　LEEP 多步法示意图

注：切除治疗子宫颈阴道部的病变：环形电极切除病变组织，球形电极凝固出血部位。

（二）CKC

　　CKC 是经典的子宫颈癌前病变的诊断以及治疗方法，是用手术刀自子宫颈进行锥形组织切除，包括子宫颈阴道部以及部分子宫颈管，示意图见附图 6-4。现代 CKC 技术操作也应遵循阴道镜下对转化区及病变范围的确认，该方法的优点是可以保证切除标本的完整性以及组织病理的可解释性。尤其适用于不能除外微小浸润癌或子宫颈腺上皮癌前病变（AIS）的患者。

　　CKC 应在配备有必要的基础设施、设备、物品以及具有接受过专业培训的手术者的医院内进行，应由经过手术培训的保健提供者例如妇科医生或接受过手术步骤培训、具有识别以及管理手术并发症能力的手术医生实施。手术过程大约在一小时内完成，需要全麻或区域麻醉（脊髓或硬膜外），患者可在手术当日或第二日出院。

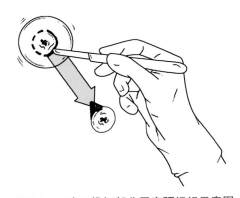

附图 6-4　冷刀锥切部分子宫颈组织示意图

　　手术后的注意事项：CKC 治疗后患者将会有数天轻微的痉挛感和阴道血性分泌物，7～14 天后血性分泌物将转变成黄色分泌物。子宫颈愈合需要 4～6 周（具体取决于 CKC 的治疗范围）时间，在此期间，患者应避免性生活，假如不能避免性生活时，建议使用避孕套。

缩略语英中文对照

AE	adverse events	不良事件
AGC	atypical endometrial cells	非典型腺细胞
AGC-FN	atypical glandular cell-favor neoplastic	不典型腺细胞倾向瘤变
AGC-NOS	atypical glandular cell-not otherwise specified	不典型腺细胞无具体指定
AIS	adenocarcinoma in situ	原位腺癌
ASC	atypical squamous cell	非典型鳞状细胞
ASC-H	atypical squamous cells-cannot exclude HSIL	不能排除高级别鳞状上皮内病变的不典型鳞状细胞
ASC-US	atypical squamous cells of undetermined significance	无明确诊断意义的不典型鳞状细胞
ASCCP	American Society for Colposcopy and Cervical Pathology	美国阴道镜及子宫颈病理学会
CDC	Centers for Disease Control and Prevention	疾病预防与控制中心
CKC	cold knife conization	冷刀锥切术
CKD	chronic kidney disease	慢性肾脏病
CIN	cervical intraepithelial neoplasia	子宫颈上皮内瘤变
DNA	deoxyribonucleic acid	脱氧核糖核酸
ECC	endocervical curettage	子宫颈管搔刮术
FIGO	the International Federation of Gynecology and Obstetrics	国际妇产科联盟
FDA	U.S. Food and Drug Administration	美国食品药品监督管理局
GMC	geometric mean concentration	几何平均浓度
GMT	geometric mean titer	几何平均滴度
HIV	human immunodeficiency virus	人类免疫缺陷病毒
HSIL	high-grade squamous intraepithelial lesion	高级别鳞状上皮内病变
HSV	human herpesvirus	单纯疱疹病毒
HPV	human papilloma virus	人乳头状瘤病毒
HR-HPV	high risk human papilloma virus	高危型人乳头瘤病毒

IARC	International Agency for Research on Cancer	国际癌症研究署
ICC	invasive cervical cancer	子宫颈浸润癌
IFCPC	International Federation of Cervical Pathology and Colposcopy	国际子宫颈病理和阴道镜联盟
LBC	liquid-based cytology	液基细胞学
LEEP	loop electrosurgical excision procedure	子宫颈环形电切术
LLETZ	large loop excision of the transformation zone	子宫颈转化区大环切除术
LSIL	low-grade squamous intraepithelial lesion	低级别鳞状上皮内病变
NILM	negative for intraepithelial lesion or malignancy	未见上皮内病变细胞或恶性细胞
PCR	polymerase chain reaction	聚合酶链反应
SAE	serious adverse events	严重不良事件
SCC	squamous cell carcinoma	鳞状细胞癌
SCJ	squamous columnar junction	鳞柱交接
SIL	squamous intraepithelial lesion	鳞状上皮内病变
STD	sexual transmitted disease	性传播疾病
SOP	standard operation procedure	标准操作程序
TBS	the Bethesda system	贝塞斯达报告系统
TZ	transformation zone	转化区
VIA	visual inspection with acetic acid	醋酸目视检查
VILI	visual inspection with Lugol iodine	鲁氏碘液目视检查
VLP	virus-like particle	病毒样颗粒
WHO	World Health Organization	世界卫生组织